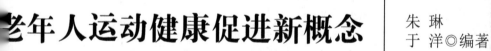

老年人运动健康促进新概念

朱 琳
于 洋◎编著

世界图书出版公司

广州·上海·西安·北京

图书在版编目（CIP）数据

老年人运动健康促进新概念 / 朱琳，于洋编著 . --
广州 ：世界图书出版广东有限公司，2018.2
　ISBN 978-7-5192-4370-8

　Ⅰ . ①老… Ⅱ . ①朱… ②于… Ⅲ . ①老年人－健身
运动－研究 Ⅳ . ① R161.7

中国版本图书馆 CIP 数据核字（2018）第 038429 号

书　　名	老年人运动健康促进新概念
	LAONIANREN YUNDONG JIANKANG CUJIN XIN GAINIAN
编　　著	朱　琳　于　洋
责任编辑	张柏登　华　进
装帧设计	文　竹　余思琪
出版发行	世界图书出版广东有限公司
地　　址	广州市海珠区新港西路大江冲 25 号
邮　　编	510300
电　　话	（020）34203432
网　　址	http://www.gdst.com.cn/
邮　　箱	wpc_gdst@163.com
经　　销	新华书店
印　　刷	虎彩印艺股份有限公司
开　　本	880mm×1230mm　1/32
印　　张	5.5
字　　数	150 千
版　　次	2018 年 2 月第 1 版　　2018 年 2 月第 1 次印刷
国际书号	ISBN 978-7-5192-4370-8
定　　价	28.00 元

序　言

　　人体结构衰变和身体相关功能下降是年龄增加不可避免的后果，但是衰老的这种下降率和下降程度有相当大的个体差异。目前，比较公认的是，个体完全有可能脱离预期的衰老模式，而且至少在一段时期内可以推迟年龄增加产生的结果。

　　目前，充分证据表明，与较少锻炼的人相比，积极锻炼的人（包括老年人）表现出更高的心肺功能和肌肉活力，拥有更为健康的身体。积极锻炼有利于人们预防心血管疾病和 2 型糖尿病，还有增强骨骼健康的效果。积极锻炼的成人和老年人有更好的睡眠质量和更好的生活质量。虽然体育锻炼不可能阻止衰老过程，但现在有说服力的证据表明，适度的体育锻炼可以最大限度地减少衰老的规律性生理效应，并且可以限制慢性病和残障状况的发展，可以提高预期寿命，达到健康长寿期目的。不幸的是，尽管大量证据证明体育锻炼对中老年人的好处，但是要想说服 50 岁以上的人采取积极锻炼的生活方式却也相当困难。美国疾病控制和预防中心估计，有 1/3 到 1/2 的 50 岁以上的美国人根本没有休闲体育锻炼。

　　近年来，体育锻炼和衰老研究的学者普遍认为，老年人参与体育锻炼的关键目标是保存和（或）恢复生活质量。本书对老年人体质健康状况进行了简要介绍，同时让读者了解一些基础的健康促进的理论知识，更重要的是将学会一些具体的运动健康促进的方法和基础实用的提升手段。希望通过本书中提供的一些策略和建议，可以帮助老年人以及指导老年人锻炼的从业人员，认识到积极锻炼的生活方式与健康的紧密关系，克服参加体育锻炼的障碍，积极投入到科学的体育锻炼中，从而获得和保持更理想的生活质量。真心地希望每一位进入老年阶段的朋友，都有一个健康、高质量的老年生活。

本书受广州体育学院创新强校项目资助，它的出版得到了各方面力量的大力支持。硕士研究生姚亚娟、王林和龙世林对运动干预方案的整理给予本书大量的帮助，江桥先生和冯建华先生参与了运动方案部分的拍摄，在此一并表示诚挚的感谢。

作者

2017.05.11

目　录

第四章 Chapter 4

提升老年人体质健康的运动锻炼方法

第五章　Chapter 5
老年人体质健康提升的运动指导

第一章
蔓延世界和中国的"银色浪潮"

全国卫生与健康大会 19 日至 20 日在京召开（新华社北京 8 月 20 日电），中共中央总书记、国家主席、中央军委主席习近平出席会议并发表重要讲话。他强调，没有全民健康，就没有全面小康。要把人民健康放在优先发展的战略地位，以普及健康生活、优化健康服务、完善健康保障、建设健康环境、发展健康产业为重点，加快推进健康中国建设，努力全方位、全周期保障人民健康，为实现"两个一百年"奋斗目标、实现中华民族伟大复兴的中国梦打下坚实健康基础。

针对世界人口的老龄化趋势，社会学家形象地称之为"银色浪潮"。老年人口已成为全民健身领域的重要而特殊的人群，发展适合中老年人特点的大众体育健身运动，增强和改进中老年人体质，促进老年性疾病的康复，降低因老龄化带来的医疗成本、社会成本的支出，是实现健康中国梦的重要组成部分。

一、国内外对于老年人的界定

衰老是一种每个人都会有的体验，但是却无人能完全理解。人体衰老与身体的、心理的、社会的等众多影响我们日常运作的变化有关，使得我们更易遭受疾病和各种病症，也就更容易死亡[1]。

虽然人体的结构衰变和相关的功能下降似乎是年龄增加不可避免的后果，但是这种下降率和下降程度有相当大的个体差异。现在公认的是，个体完全有可能脱离预期的衰老模式，并且至少在一段时期内，推迟年龄增加产生的结果。

目前，最广为接受的年龄的测量就是通过日历时间来看。然而，很明显我们并不是按照同样的速率在衰老，仅仅依赖日历时间的衰老的定义也是不完善的。如果我们想要去理解人类衰老的错综复杂之处，就需要"年龄"和"衰老"的更复杂而精确的定义。为了理解衰老的过程，一个涵盖了生理、心理、社会角度的衰老尤为重要。

（一）日历年龄

日历年龄指的是一个人生活的时间长度，也常被称为自然年龄。它通常由自出生以来的年月数表示，其测量方式也与生理、心理和社会文化因素无关。国际上对于老年期的划分常以自然年龄为标准，但目前尚无统一的年龄界限，有人主张 60 岁以上为老年人，有的则认为 65 岁以上为老年人，联合国在进行人口统计时，通常以 60 岁为老年期的起点。因为统计分析表明大多数 60 岁以上的人群表现出比较明显的衰老特征。按照我国的劳动制度，男子满 60 周岁，

---

1. Ashford JW, Atwood CS, Blass JP, et al. What is aging? What is its role in Alzheimer's disease? What can we do about it? J Alzheimers Dis. 2005.7(3):247-53; discussion 255-62.

女子满55周岁就可以退休，从此退出劳动生产，加入社会老年群体。还有人将老年阶段进行了更为细致的划分，60-74为年轻的老人或老年前期，75-89岁为老年，90岁以上为长寿老人。

然而，因为日历年龄无法区分年龄相同而在生理或心理参数上明显不同的人的差别，所以实际年龄并不能告诉我们一个人成长或衰老的情况。大多数老年医学专家都认为未来提高我们对衰老过程中的个体差异的理解，有必要用其他衰老测量方式对实际年龄进行补充，这些补充就是被用来区别相同实际年龄的个体之间的不同。这些衰老的替代测量有时被称为功能年龄指数。这其中最常见的是生物学年龄，当然老年学家还定义了其他的功能年龄，包括心理年龄和社会年龄。

（二）生物年龄

不同于关注日历时间，生物因素被它当作衰老的主要衡量元素，生物年龄聚焦于生物学或生理学过程中年龄相关的变化。种类繁多的方法被用于生物学年龄的测量[1]。这些方法的一个共同目标就是测定个体的相对年龄，或者说个体快于或慢于相同实际年龄的平均衰老水平的程度。例如，一个健康地老化的人的生物学年龄要明显小于他的实际年龄，而在老年时患有多个医学并发症的人的生物学年龄就要比他的实际年龄更大。

文献记载了数十种生物学年龄的计算方法。生物学年龄的评估通常涉及到大量的生物学变量的测量，这些变量被认为会随着年龄的增加而恶化。每个参加测试的人都会通过一套组合测试得到一个

---

1. Demongeot J. Biological boundaries and biological age. Acta Biotheor. 2009.57(4):397-418.

总分，这个总分会被拿来和相同实际年龄的其他人的分数进行比较。不幸的是，如何测量生物学年龄一直没有形成共识。

2016 年世界卫生组织（World Health Organization-WHO）经过对全球人体素质和平均寿命的测定，对年龄划分标准作出了新的规定，该规定将人分为 5 个年龄段。0-17 岁划分为未成年人，18-65 岁划分为青年人，66-79 岁划分为中年人，将 80-99 岁划分为老年人，100 岁以上则为长寿老年人。

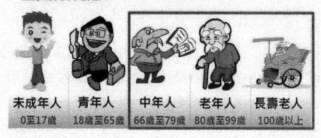

（三）心理年龄

心理年龄是指一个人伴随着一系列精神维度和认知运作的能力，包括自尊和自我效能感，以及学习、记忆和感知。相同日历年龄的人常有不同的生物学年龄，与此一样，现在大家也认识到人们也有不同的心理年龄。有些老年人的心理表现和日历年龄相符，而另一些人则表现得好像比他们同龄人在心理上更年轻（或更老）。和生物学年龄一样，如何衡量心理年龄也尚未达成共识；尽管如此，实验老年学认为，心理健康和心理调节能力是能否达到健康衰老的重要组成部分，心理完整性的评估与身体健康状况的评估同样重要。

（四）社会年龄

社会年龄是一个概念，指的是社会常常发展出对某一年龄的人的恰当的行为的严格的期望。由于这些社会准则，当我们遇到有些人的行为被认为与他们的年龄不相符合时，我们会觉得很不舒服。在这些情况下，我们有时希望人们能表现得恰如其龄。尽管社会化和"年龄相符的行为"模式的发展是一个复杂的话题，但很明显的社会角色和社会期望在老年人生活方式选择过程中发挥着重要作用。例如，最近一些研究表明，后半生体育活动的选择取决于个人对什么是适合或什么是不适合与年龄相符行为的感知。

2008年，美国卫生及公共服务部发布了《美国人体育锻炼指南》（以下简称《指南》），强烈鼓励了所有年龄段的美国人采取积极锻炼的生活方式。《指南》积极鼓励临床医生、保健专业人员，以及老年人自己摆脱关于衰老的成见。《指南》敦促人们参与更积极、更健康的变老模式，在这一模式中，老年人应在他们自己的衰老中发挥更加积极的作用，而不是遵循以往预期的行为模式或听天由命。

目前尚没有找到一种更好地量化衰老的测量方式。显然实际年龄是衡量衰老的一种不完善的方法，为此其它年龄的定义就成为评价衰老的有益且必要的补充，但目前却没有统一的生物、心理或社会综合的评价衰老的定义。为此，如果要把握衰老的真谛，从生物的、心理的和社会的观点审视衰老变得更为必要。

二、衰老与老龄化

(一)衰老及引起衰老的理论

人体衰老具有高度的复杂性,从大量用来解释衰老的基础生物机制的理论可见一斑。然而,目前关于生物学衰老的单一而统一的理论进展还很小。事实上,衰老并不是由一个可以很容易识别和理解的单一机制导致的,衰老的发生源于多种多样的理论机制。最有用的分类方案之一是由 Leonard Hayflick 提出[1],他认为老化理论主要分为三个类别,即细胞理论、遗传理论和控制理论;同时提醒这些理论不是互相排斥,很可能是同时运作的。

1. 衰老的细胞理论

衰老的细胞理论侧重分析微观水平发生的退行性改变。最常见的细胞老化机制之一是自由基学说,由 Denham Harman 在 1956 年提出,认为衰老过程中的退行性变化是由于细胞正常代谢过程中产生的自由基的有害作用造成的。自由基又称游离基,是氧分子外层带有非偶电子的基团或原子,所以我们通常把异常活泼的带电分子或基团称为自由基。自由基含有未配对电子,表现出高度的反应活泼性。因为自由基极不稳定,自由基试图与其它分子链接,以重新获得它需要达到稳定的电子。然而这一过程会导致另一个自由基的产生,由此引发成千上万的破坏性氧化连锁反应。在健康人体中,有一系列多功能的氧化酶能抵消这种破坏性影响,与自由基共处平衡状态。

在生命活动中,细胞不断进行各种氧化反应,在这些反应中很容易产生自由基。在衰老和生病时,自由基和多功能氧化酶之间的

---

1. Hayfick L. Theories of biological aging. Exp Gerontol. 1985;20(3-4):145-59.

平衡状态常常被打破。这种平衡的打破可能是一系列内部生物学变化的结果，也可能是环境因素所导致，例如接触到辐射或化学致癌物。有一些证据显示，衰老导致多功能氧化酶活性降低，从而打破生物平衡进而导致自由基攻击的可能性增加。自由基的损害包括胶原蛋白和弹性蛋白结构的改变、DNA结构的破坏和免疫系统的逐步衰弱。

Bjorksten[1]已经证明细胞层次的衰老是由年龄相关的细胞结构的崩溃导致的，这种崩溃又是由相邻分子的交叉连接形成引起的。这种相邻分子的交叉连接改变了它们的构型而且通常会产生重大功能影响。这种交叉连接通过促进DNA损伤、细胞突变和最终的细胞死亡打破了细胞结构。Bjorksten认为交联的形成是大多数细胞水平上年龄相关改变的前奏。他还指出，由于自由基是有效的交联剂，自由基氧化可以被认为是交联理论的特殊实例。

2. 衰老的基因理论

相当多的关于双胞胎研究的证据支持了一个概念，与年龄相关的变化很大一部分可以归因于遗传机制[2]。俄罗斯科学家Medvedev提出衰老是随机发生的突变中DNA序列渐进性破坏的结果。这种DNA序列的损失破坏了细胞的繁殖能力，并且发生在整个生命周期当中。

Leonard Hayflick也指出，衰老的基因控制不是简单地受随机发生的突变控制，正好相反，细胞死亡仿佛是由一个被写入遗传

---

1. Bjorksten J. The crosslink age theory of aging: Clinical implications. Compr Ther. 1976;2(2):65-74.

2. Christensen K, Frederiksen H, Vaupel JW, etc. al. Age trajectories of genetic variance in physicalfunctioning: A longitudinal study of < Danish twins aged 70 years and older. Behav Genet. 2003;33(2):125-36.

密码的程序化、有目的的顺序作业导致。Hayflick 证明培育的人类或动物细胞表现出有限的繁殖能力。这一"Hayflick 极限"理论在众多物种的大量组织细胞中得到重现。"Hayflick 极限"提出了强有力的证据表明，细胞衰老是程序化的行为。然而这项研究也未能确定一个细胞损坏和死亡的单一机制。

近年来，大量研究的注意力集中于端粒在生物衰老调控中发挥的作用。端粒是染色体末端的一段高度重复的 DNA 序列，被认为可以保护染色体免于恶化。2009 年，Elizabeth Blackburn, Carol Greider, and Jack Szostakin 被授予诺贝尔生理学和医学奖，用以表彰他们帮助解释了端粒影响人类细胞生存能力的过程，并且为人类衰老的潜在机制提供了见解。

3. 衰老的控制理论

衰老控制理论试图解释衰老的具体生理系统的功能，这种功能对于控制我们身体对压力反应的能力至关重要。这种生理系统的一个例子就是免疫系统。有确凿的证据表明，随着年龄的增长，免疫系统对刺激响应的数量和质量都会逐步下降。老年人不仅表现出 T 细胞活性的显著下降，而且也更容易遭受自身免疫系统疾病。

免疫系统的主要基因控制发生在一系列复杂的被称为组织相容性复合体（MHC）的基因中。MHC 被认为控制抗原（或化学标记）的表达，使得我们的身体细胞能够发现细菌，并使身体发现并拒绝外来组织和入侵的病菌。MHC 的完整性已被证明会随着年龄增长而恶化。有趣的是，MHC 不仅控制着免疫功能，也负责多功能氧化酶的基因表达，而这正是前面提到的，它具有保护细胞免于自由基氧化破坏的功能。因此，MHC 在免疫系统中的功能也正是可以提供关于老化的三大理论（细胞理论、基因理论、控制理论）之间联系的例子。

免疫系统并不是与衰老过程的控制有关联的唯一调节系统。近年来，研究也注意到了内分泌系统和神经系统在控制人类衰老方面的重要性。由此可见，未来的研究将会在分子、细胞和系统水平上确认不同控制系统在调节衰老方面的重要性。

综上所述，以我们目前对于衰老的生物学机制的理解表明，衰老是一个复杂的过程，在这一过程中，分子、细胞、系统水平的多重机制导致了人体对内外在刺激做出适当反应的能力逐步且不可避免地下降。因为生物学衰老显然受到众多机制控制，所以在未来可预见的是实验科学很难向我们提供抵抗衰老进程的奇迹。

（二）老龄化

1. 老龄化的界定

国际上对于老年型国家的划分标准是：60 岁及以上老年人口占总人口比重在 10% 以上或 65 岁及以上老年人口占总人口比重在 7% 以上的国家或地区被称为老年型国家或地区；60 岁及以上人口占总人口比重在 20% 以上，或 65 岁及以上人口占总人口比重在 14% 以上为高龄化社会[1]。

2. 我国人口老龄化背景

我国由于计划生育工作的开展使人口出生率大幅度下降；改革开放大政方针的实施，我国经济迅速发展，人们生活水平大幅度，加上医疗卫生事业的发展，又使我国人口死亡率下降，平均寿命延长。由于这两方面原因的推动，我国人口年龄结构向老龄化加速发展。1999 年底，我国老年人口已达到了总人口数的 10.1%，正式进

---

1. 游涛，等. 老年体质培养新启发. 北京：中国轻工业出版社，1999.9:1.

入老年型人口国家[1]；据上海《解放日报》载，中国60岁及以上的老年人口约占世界老年人口的21%，占亚洲老年人口总数的50%[2]。

截至2015年底，我国60岁及以上老年人口22200万人，占总人口16.1％。其中65岁及以上人口14386万人，占总人口10.5％。老年人运动健身是实现"健康老龄化"和"积极老龄化"战略、有效应对人口老龄化挑战的重要举措。

3. 人口老龄化趋势

人口老龄化是人类社会进步的标志，是世界人口发展的必然趋势，生活水平的普遍提高和医疗条件的改善，人类平均寿命也在不断延长，使得社会老龄人口逐年增加。1992年第47届联合国大会通过决议，将上世纪的最后一年1999年，确定为"国际老年人年"[3]。1999年世界卫生组织发动了"积极的老龄化"的全球性宣传活动。老年人口增加和人口老龄化是全球性普遍问题。以老年人口数量增加和老年人口在总人口数中的比重升高为特征的人口老龄化，是经济和社会发展的必然产物，也是一个不可避免的历史发展过程。根据当时资料预测，全世界60岁及以上的老年人口到2000年将增加到6亿，占总人口的比重达到9.8%，到2050年还将增加一倍，达到12亿，到2150年，占总人口的比重将达到1/3[4]。那时放眼望去将是一片银发世界。

据联合国预测，到本世纪初（2025年），全世界老年人口中有25%将是中国公民，而且他们将占中国总人口的20%，到那时，中国将进入高度老龄化社会。预计到2050年老年人口将达到4.1亿，

1. 游涛，等. 老年体质培养新启发. 北京：中国轻工业出版社，1999.9:8.
2. 游涛，等. 老年体质培养新启发. 北京：中国轻工业出版社，1999.9:8-10.
3. 王涤. 老年人消费特征与银发市场开发. 市场与人口分析，1999，5（5）：24-25.
4. 王涤. 老年人消费特征与银发市场开发. 市场与人口分析，1999，5（5）：9.

占总人口数的比重将高达 27.4%，届时，我国人口中每 5 个人就有一位老人[1]。

（三）健康老龄化与体育锻炼

虽然结构衰变和功能下降是衰老不可避免的结果，但这种下降的速率和程度还是有相当大的个体差异。现在很明确的是，个体是有可能偏离衰老的预期模式，至少在一定时间内，延迟或最小化衰老的后果。最近一份关于体育锻炼和衰老的文献评论总结到，规律的体育锻炼似乎是少有的可以确定的为数不多的生活方式之一，这种生活方式可能对生理系统和慢性病风险因素产生广泛的影响。而且体育锻炼也更好地将精神健康和社会融合紧密联系在一起。

过去 20 到 30 年，积累了大量的关于老年人参加体育锻炼有益性的证据[2]。世界卫生组织提出了一个框架，将老年人体育锻炼的好处分为两大类：（1）参加体育锻炼对个体性益处；（2）倡导老年人参与体育锻炼生活方式的社会性益处。根据世界卫生组织的框架，个体性益处可以概括为三个范围：即身体效益（表 1-1），心理效益（表 1-2）和社会效益（表 1-3）；以及对社会的益处（表 1-4）。世界卫生组织体育锻炼指南建议，所有老年人都应参与规律的体育锻炼，并且只要有可能，社会有责任倡导全民参与体育锻炼。《指南》还总结到，体育锻炼可以提供很多健康相关的益处；它既经济又安全，可随时进行；体育锻炼在预防、治疗和管理非传染性疾病和与年龄增加相关的环境条件方面，扮演着重要的角色。本书正是要通过人们对参与体育锻炼的认同和行动，达到健康衰老的目的。

---

1. 游涛，等．老年体质培养新启发．北京：中国轻工业出版社，1999.9:2-3.
2. American College of Sports Medicine, Chodzko-Zajko WJ, Proctor DN, et al. American College of Sports Medicine position stand. Exercise and physical activity or older adults. Med Sci Sports Exerc. 2009;41(7):1510-30.

表 1-1 老年人参与体育锻炼的生理效益[1]

即时效益

葡萄糖水平：身体活动有助于调节血糖水平。

儿茶酚胺活性：肾上腺素和去甲肾上腺素水平均受身体活动刺激影响。

睡眠质量：身体活动已被证明可以提高各年龄段人群的睡眠质量和时间。

长期效应

有氧／心血管耐力：在适当的身体训练后，已经观察到心血管功能的显著改善。

抵抗训练／强化训练：所有年龄段的人都可以从肌肉强化训练中受益。抗阻训练对维持老年独立性有重大影响。

灵活性：从事刺激强度在活动范围的运动有助于保持和恢复灵活性。

平衡／协调：定期活动有助于预防和／或推迟随年龄增长平衡和协调能力的衰退，这是跌倒的主要风险因素。

行动速度：行动变缓是年龄增长的特征。经常活动的人可以减缓随年龄增长造成的功能衰退。

表 1-2 老年人体育锻炼的心理效益[2]

即时效益

放松：适当的体育锻炼增强了放松度。

减轻压力和焦虑：有证据表明，规律的体育锻炼可以减轻压力和焦虑。

增强情绪状态：许多人表明在适当的体育锻炼后心情状态有所升高。

长期效应

一般福祉：加大体育锻炼一段时间之后，心理机能几乎所有方面都得到改善。

改善心理健康：经常锻炼在治疗多种精神疾病方面做出重要贡献，包括抑郁和焦虑症。

改善认知：经常锻炼可能有助于延缓中枢神经系统处理速度的下降，提高反应时间。

---

1. World Health Organization, editor. Heidelberg Guidelines for Promoting Physical Activity among Older Persons. Geneva, Switzerland: World Health Organization; 1996.

2. World Health Organization, editor. Heidelberg Guidelines for Promoting Physical Activity among Older Persons. Geneva, Switzerland: World Health Organization; 1996.

大肌肉控制和性能：经常锻炼有助于防止和/或推迟大肌肉性能随着年龄增长的下降。

技能习得：所有年龄段的人都可以在锻炼中学习到心得技能，现有的技能也会更加精练。

表 1-3　老年人体育锻炼的社会效益[1]

即时效益

赋予老年人权利：很多成年人会自觉地采用久坐的生活方式，最终可能会减少独立性和自给自足的能力。参与适当的体育锻炼有助于增强老年人的能力，帮助他们在社会上发挥更积极的作用。

增强社会和文化融合：体育锻炼项目，特别是在小团体和/或在社会环境中进行时，加强了许多老年人的社会和文化交流。

长期效应

融合增强：经常锻炼的个人不太可能脱离社会，更有可能积极贡献社会环境。

新友谊的形成：参与体育锻炼，特别是在小团体和其他社会环境中，能激发新的友谊。

拓宽社会和文化网络：体育锻炼经常为个人提供拓宽现有社交网络的机会。

角色维护和新的角色获得：积极锻炼的生活方式有助于培养在社会上保持积极作用所必需的刺激环境，以及获得积极的新角色。

增强代际活动：在许多社会中，体育锻炼是一种共同的活动，为世代间的接触提供机会，从而减少对衰老和老年人的刻板看法。

表 1-4　促进老年人体育锻炼对社会的益处[2]

减少健康和社会照料费用：不锻炼和久坐的生活会减少独立性，同时提高许多慢性病的发病率。积极锻炼的生活方式有助于延缓身体虚弱和疾病，从而大大减少健康和社会护理费用。

提高老年人的生产率：老年人对社会有很大的贡献。积极锻炼的生活方式帮助老年人保持功能独立性，并优化他们积极参与社会的程度。

---

1. World Health Organization, editor. Heidelberg Guidelines for Promoting Physical Activity among Older Persons. Geneva, Switzerland: World Health Organization; 1996.

2. World Health Organization, editor. Heidelberg Guidelines for Promoting Physical Activity among Older Persons. Geneva, Switzerland: World Health Organization; 1996.

提高老年人正面积极的形象：一个促进老年人积极锻炼的生活方式的社会，更有可能收获社会中年长者所拥有的丰富经验和智慧的益处。许多老年人自觉采用久坐的生活方式，最终有可能减少独立和自给自足性。

三、国内外对于老年人体质健康的研究

（一）体质的概念和内涵

我国宪法明确规定："国家发展体育事业开展群众性体育活动，增强人民体质"[1]。在 1995 年 6 月 22 日国务院印发的全民健身计划的纲要中，也明确地提出了："努力实现体育与国民经济和社会事业的协调发展，全面提高中华民族的体质与健康水平，使人民体质明显增强。"可见，增强人民体质已成为一项全民关注的事业，增强人民体质是社会主义现代化建设的重要内容，它关系到我国现代化建设的成败，也是中华民族兴旺发达的标志之一。

体质是人体的质量，是在遗传性和获得性基础上表现出来的人体形态结构、生理机能和心理因素综合的相对稳定的特征，它是人的生命活动和劳动、工作能力的物质基础[2]。人所处的自然条件、生态平衡、物质生活条件、劳动教育状况、体育锻炼水平等，都对人的机体质量产生直接和间接的作用。因此，不同的群体及个体的体质状况间存在很大的差异；即便是同一个人，在不同的年龄阶段也有差异，从而表现出不同的体质水平[3]。体质包括身体的发育水

---

1. 中华人民共和国宪法. 北京. 人民出版社，1992.

2. 全国体育学院教材委员会审定：体育测量评价. 体育学院通用教材. 北京：人民体育出版，1995.6.1:295.

3. 陈明达、于道中. 实用体质学. 北京：北京医科大学和中国协和医科大学联合出版社，1993.21.1:1.

平、身体的功能水平、身体素质及运动能力水平、心理的发育水平和变化练习方法的能力[1]。人人都珍视自己的健康,从古至今,任何时代和民族无不把健康视为人生的第一需要。马克思也曾经说过:健康是人的第一权利,是一切人类生存的第一个前提,也是一个历史的第一个前提。过去,人们把健康理解为"不生病"或"不虚弱",认为无病就是健康,把健康单纯地理解为"无病、无残、无伤",随着社会经济的发展和科学技术的进步,不论是发达国家还是发展中国家,由生物因子所致疾病得到了不同程度的控制,而与行为有关的卫生问题却日益突出,由此,医学模式也由单纯的"生物医学"向"生物-心理-社会医学"演变,健康的涵义也随之不断更新、扩展。1948年,世界卫生组织(WHO)在其宪章中提出:"健康不仅是没有疾病或虚弱,而是指身体的、心理的和社会的良好状况[2]。"将健康的概念划分为生理、心理及社会三个层面,三者相互作用以维护个体的健康或产生疾病。这样看来从某种意义上来讲,体质与健康有异曲同工之处。

(二)国内外对于老年人体质健康的研究

研究不同人群的体质变化不仅能为人们提供研究人类生长发育过程、特点、规律、健康状况变化的原因以及预测未来发展变化趋势的各种信息,还可以敏感地反映出人类社会发展不同历史阶段的政治、经济和文化对这种趋势的影响和制约作用。国外经济比较发达的国家,如美国、英国、法国、加拿大、日本等国家都非常重视

---

1. 陈明达、于道中. 实用体质学. 北京:北京医科大学和中国协和医科大学联合出版社,1993. 21. 1:6.
2. 易法建,等. 心理医生. 第二版. 重庆:重庆大学出版社,1998. 7.

这个领域的研究工作。他们对体质健康状况的长期研究，积累了丰富的资料，为本民族体质的改善和健康水平的提高做出了重要的贡献。本世纪以来，国外经济比较发达的国家在体质学研究和实践方面的主要进展：日本学者认为，体质（或体力）是一个总的概念，它表示人的身心状态的全部，人的劳动与运动能力。主要是身体发育、机能、动作技能三个方面的综合的反映，而这些又受内外各种因素的制约。日本《体质诊断与评价》一书，对体质的概念的论述认为，体质包括行动体力与防卫体力，是由形态、机能、精神三种因素构成的。日本的体质研究主要从机能评定、形态发育与精神状态三个方面进行。据《法国国民的体质》一文介绍，体质包括生物统计变量、心血管效能、运动效能与心理变量。美国在强调增强国民体质中，一个普遍性的观点是，体育与卫生、保健、娱乐活动是不可分的，互为联系的，其目的都是为了增强体质，促进人们身心全面发展。英国学者认为，过去人们对体质测定的认识是混乱的，常常以体质测定代替体质教育。体质测定应包括测试与评定两个方面，其目的不仅仅是为了单纯的测试，更重要的是为了评估体质发展的或改进的程度，诊断其优缺点，开运动处方，评价教学训练计划，以及为进行体质分类与预测等提供依据。加拿大很重视国民体质与健康。1981年加拿大对4万多名7-69岁人群进行了心率、脂肪、肌肉三个方面的测试，制定了加拿大人的体质评定标准。原苏联专家通过"对人的身体状态水平快速监测方法"的研究，提出了11项测试指标，作为常用的体质监测内容，其中包括年龄、体重、动脉压、安静时脉搏、柔韧性、力量、耐力、速度、机能等。

增强人民体质是社会主义物质文明建设的重要内容。我国关于体质的研究由来已久，也取得了一定的成果。国内最早从事这方面研究工作的是儿少卫生界。大规模的调查研究，并作为一种政府行为，是 1979 年由国家体委、教育部、卫生部共同领导的对全国 16 省会城市大、中、小学生的体质调查。之后，又由国家教委牵头，国家体委、卫生部、国家民委等部门共同领导，分别于 1985 年、1991 年、1995 年进行了更大范围的全国性大规模学生体质健康状况调查，并取得了极其宝贵的基础资料和研究成果。1996 年《中国成年人体质测定标准》的确定，表明了我国体质工作有了重大发展，我国体质研究工作已向着社会发展需要的应用领域迈出了重要的一步，使衡量人的体质状况有了科学的指标，为建立我国国民体质监测系统打下良好的基础[1]。但国内组织的这几次全国性大型的体质调研工作主要是针对学生和成年人，一直以来都较忽视了对学龄前儿童、农民及老年人的体质调研[2]。对于老年人体质健康的调查虽然曾在一些省市和地区进行过，但多属分散的、局部的，缺乏规范性，没有统一的测试标准。对于老年人的第一次全国性的体质调研是在 1998 年，有来自 13 省市自治区直辖市的老年人参加测试，取得了丰富的数据资料，填补了我国老年人体质研究的空白，但老年人体质状况究竟如何、各指标发展变化的趋势特点以及他们的体质发展变化有无规律可循等一系列问题仍未解决。

（三）研究老年人体质健康的目的意义

随着全球老龄化进程的加快，老年人在总人口数中的比重不断增加，老年人必将成为全民健身工作的一个重要人群，关心和重视

---

1. 国家体育总局群体司、国家国民体质监测中心. 中国成年人体质监测工作手册. 1996.
2. 于道中. 中国体质研究工作发展概况（综述）. 体育科学. 1995.15（3）:43-46.

老年人是一个国家经济发展和文明的体现。中国老年人已是一个不小的群体，了解他们的体质和健康状况对研究衰老规律和运动抗衰老的作用，全面提高他们的体质与健康水平，延长老年人的健康长寿期，具有积极而现实的社会意义。在中国进入老年期即意味着退出劳动工作，需要社会供养，因此了解老年人的健康状况，不仅为全民健身计划的实施提供科学的依据也将为政府决策部门制定相应的政策提供参考。

随着人口老龄化进程的加快，随之而来的将是一系列的社会问题，例如将增大劳动力人口的经济负担；影响再生产和积累；影响消费结构及加重社会服务负担等。我国城市化进程的加快，城市将负担越来越多的老年人，这将给医疗、服务等机构带来沉重的压力。面对全球老龄化趋势和自身老年人口增多的现实，了解老年人的体质健康状况及其发展规律，增加其健康长寿期，使其不成为阻碍经济发展的因素之一，具有深远的现实意义。

CHAPTER 2

第二章
老年人的特点及运动对其影响

　　人们普遍认为，人类年龄增加与身体功能的下降具有必然关联。然而，人们却可以做出有意识的决定来改变某些生活方式，从而减缓其下降的速度。大多数运动及健康领域的专家都赞同此观点：有规律地参与体育活动的生活方式与健康老龄化直接或间接相关联，参与体育活动为生理系统带来很多积极的影响。总而言之，大量研究表明，有规律的运动加上适量的休闲活动可以避免久坐少动引发的负面生理效应，为一个人积极的生活提供实质性防护，抵抗慢性疾病并避免一些失能状况的出现[1]。因此可以肯定地说，对于老年人，几乎所有类型的体力活动与运动，只要坚持参与都是有益的。

---

1. Lee, Henry JD, rollor JN, Sachdev PS. Genetic influences on cognitive functions in the elderly: A selective review o twin studies. Brain Res Rev. 2010; 64(1):1 - 13.

一、生理方面

（一）生理特点

老年人脏器的组织结构和生理功能都有一定的退化改变，使其在生理方面具有一定的特殊性，具体可体现在如下方面的特点。

1. 运动系统

在运动生理学上肌肉有"用进废退"的原理。人随着年龄的增长，运动系统变化特别明显，中年以后，肌肉会发生退行性变化。研究发现，从 30 岁开始人的肌肉就会逐年减少，50 岁时肌肉就开始快速减少。主要表现为肌纤维变细，肌肉的弹性变差，耐力、控制力减弱，肌肉的力量开始衰退，易出现疲劳。骨骼的变化表现为骨质和无机盐逐渐丧失，出现骨质疏松。而肌肉、骨骼的老化造成老年人行动不便，很容易出现肌肉拉伤、骨折等情况。再者，肌肉减少，加重关节的负担，使人易患关节疾病。人体运动系统的老化过程因人而异，自然老化所占的比例较小，主要原因是缺乏运动。因此，对老年人而言应高度重视肌肉的储存，经常参加适当的体育锻炼，通过运动来加以补偿。

2. 心血管系统

人体的循环系统是由心脏、血管和淋巴管组成的。心脏是动力器官，血管和淋巴管是运输器官，淋巴管还具有防御功能。衰老引起心脏和血管发生明显的变化，主要表现为心肌萎缩，细胞纤维化，最大心率下降，心输出量减少，循环血量减少，血管的弹性减退，动脉管壁硬化，管腔变窄，血流阻力增大，使动脉血压升高，心脏负担加重，使心血管系统的生理功能减弱，脉搏频率逐渐下降，供血不足，发生心血管意外的机会明显增加。

3. 呼吸系统

人体的肺功能在 30 岁逐渐退化，随年龄的增长加速。衰老使人的呼吸系统发生重要的变化，表现在老年人的呼吸肌日趋萎缩，肋软骨钙化，肺泡壁弹性降低，胸廓的活动减少，气管发生退行性改变，气体交换功能下降，肺活量明显减少，导致呼吸系统机能下降，对氧的利用率降低。因此，老年人容易出现气促、气喘现象，更容易缺氧，严重时出现休克、甚至危急生命。

4. 身体成分

衰老和运动缺乏使老年人身体成分发生改变。首先，比较明显的是体内脂肪含量储存增加，导致肥胖或体重超出正常。人的体重一般在 25-50 岁之间开始持续增长，其后逐渐下降。体重的增加伴随有体脂的增加和去脂体重的下降，老年人的瘦体重比年轻人少。主要原因是锻炼减少，饮食摄入增加，营养不当，以及脂肪动员能力降低。老年人的体脂分布倾向于堆积在身体内部而不是皮下。其次，人的身高在 40 岁左右开始下降，骨质疏松是身高下降的重要因素，因此这些身体成分的变化会增加老年人发病率，以及生理机能减退。

5. 神经系统

衰老在神经系统方面的特点是感受器退化，大量神经细胞萎缩和死亡，神经纤维出现退行性改变，神经系统的稳定性下降，大脑皮层神经活动过程的灵活性减弱，兴奋和抑制的转换减慢，神经调节能力较差，难以形成新的条件反射，对外界刺激的反应迟钝。这些变化，使老年人记忆力减退、健忘、失眠，注意力以及分析综合、推理判断等能力都有所减退，神经细胞工作耐力差，容易疲劳，疲劳后恢复较慢。

（二）运动对生理健康的促进作用

体育运动有助于老年人身心健康，适宜运动对改善其血液循环，促进各脏器血液供给，以利于其生理机能提高，垂体激素释放增加，机体免疫机能提高，内脏机能提高，促进大脑神经系统的功能活动，可缓解各种慢性疾病症状，亦具有一定预防辅助治疗作用。体育运动使老年人增加了与社会接触的机会，语言交流增多，缓解焦虑，释放压抑的情感，也有助于提高睡眠质量。

研究发现[1]，老年人长期慢跑使左心室射血时间延长，射血期缩短，每搏输出量、心输出量增加，心率、平均外周动脉血压，心电图 ST 异常率降低，肺气肿发生率降低，最大自主通气、肺活量增加，表明慢跑运动对改善老年人心肺功能具有积极作用。健步走运动对维持老年人平衡稳定性具有积极作用。研究表明[2]，健步走对老年人的姿态稳定和肌肉力量有积极影响，可减少跨越障碍物时跌倒的风险。

太极拳是中国武术转化而来的一种健身方法，把意识、呼吸、运动 3 个要求结合起来，静中有动，虽动犹静，松静自然，内外一体，形神兼备，刚柔相济。太极拳对提高中老年心肺功能有影响，男性较女性更明显[3]；可提高下肢肌肉力量，增强灵活性，提高姿态稳定性和本体感觉。太极拳运动对改善老年人精神健康，提高生

---

1. 王影. 慢跑对老年人心、肺功能的影响 [J]. 心血管康复医学杂志，2005，14(2)：104-105.

2. 于宁，张翠，逄峰. 不同运动项目对老年女性跨越障碍物策略影响的研究 [J]. 山东体育科技，2013，35(1)：105-110.

3. 闫严. 24 式太极拳运动对中老年人心肺功能的影响研究 [J]. 辽宁师范大学学报自然科学版，2013(1)：124-127.

活质量、生活满意度有积极作用。研究表明[1]，太极拳运动对缓解老年女性亚健康状态，缓解老年女性记忆减退、易疲劳、失眠多梦、烦躁不安、食欲不振、焦虑等症状具有显著效果，而对于改善焦虑、食欲不振以及失眠多梦的效果最为显著。

太极柔力球动作在转圈走弧，旋圆中完成，架势可高可低，运动量可大可小，但动作完成需要集中精力，精神内收，心静轻松，很好地促进了老年人中枢神经系统平衡性；锻炼了老年人的呼吸系统、心血管系统功能，增强了肺的通气、换气量，提高血氧饱和度；运动多以腰为轴心进行"8"字绕翻，对内脏有良好的按摩作用，促进胃肠道蠕动，促进内分泌系统的分泌功能，增强其对人体的整体调节作用，也很好地锻炼了腰部肌肉，促进腰部关节的灵活性。学者王洁通过对进行太极柔力球运动的绝经后妇女和对照组的骨密度和骨代谢指标的比较研究表明[2]，太极柔力球运动可以改善绝经后妇女骨代谢状况，提高绝经后妇女的腰椎等部位骨密度和骨矿含量，使骨钙素、血清碱性磷酸酶增加。韩传来以 64 名老年人为研究对象，经过 36 周的实验观察发现[3]，太极柔力球练习相对于其他运动改善老年人睡眠状况的效果更好，尤其是入睡时间、睡眠效率和睡眠质量三个方面效果显著。太极柔力球练习可以全而有效地改善老年人的心理情绪状态，使其保持平稳的心理状态、降低焦虑和抑郁、防止偏执和恐怖等心理问题。姚远观察 6 个月有专人指导太

1. 王鹏. 太极拳运动对老年女性亚健康状态的康复作用 [J]. 中国老年学，2012, 32(6)：1263-1264.

2. 王洁. 太极柔力球运动对绝经后妇女骨密度和骨代谢指标的影响 [J]. 北京体育大学学报，2007, 30(9)：1226-1228.

3. 韩传来，HanChung-lai. 太极柔力球运动对老年人睡眠质量及情绪的影响 [J]. 福建体育科技，2008, 27(2)：21-22.

极柔力球练习的老年人与平时不常参加或偶尔参加体育锻炼的老人对照组的对比研究显示[1]，实验干预后，实验组单足站立时间显著延长，故一定程度上改善了老年人的静态平衡能力，对预防老年人跌倒有积极意义。

二、心理方面

（一）心理特点

1. 虚荣心理

每个老年人都有自尊的需要，都喜欢听恭维、赞扬的话，这是人的本性。有一部分自尊心过强的老年人，或自卑感过强的老年人在心理调适过程中，已产生虚荣心理，表现为喜欢在别人面前炫耀自己的荣耀经历和辉煌业绩。把明明自己不懂的事、办不到的事、没有的能力，说成是自己懂、能办到、有能力；把别人的经历、别人的业绩，往自己身上乱贴。喜欢炫耀有名气、有地位的亲朋好友，借他人的荣耀来弥补自己的不足，而对那些无名无份，地位卑微的亲戚朋友，避而不谈，甚至唯恐避之不及。

有些老年人的虚荣心特别强，常常认为自己年龄大、阅历多、资格老而理应受到尊重。因而，无论在家庭中或在社会上都喜欢发表权威性意见，要求别人，尤其是小辈对自己的顺从，他们往往表现得非常固执，甚至独断专行，不讲道理。但由于老年人发表的见解往往脱离现实、不符合客观规律，故常不被别人所重视。当他发

---

1. 姚远. 6个月太极柔力球练习对老年人静态平衡能力的影响 [J]. 中国运动医学杂志，2008, 27(5):612-613.

现这点时，又容易产生自卑感，表现出消极、沉闷及抑郁心理[123]。

2. 自卑心理

指个体对自己的能力和品质做出过低的评价而产生的消极的心理活动。有些老年人自认为一生没有大作为，觉得未能妥善安排好子女。有的老年人身患难以治愈的慢性疾病等，都会诱发自卑感。而自卑者的消极的自我认识，使自卑感成为一种固定的、消极的自我暗示，进一步加重自卑感，表现为精神忧郁，思想悲观，性格孤僻，常暗自伤心落泪，不愿与他人交往等。

3. 孤独心理

老年人常由于退离工作岗位，配偶、亲人、知己朋友的相继离世，子女成家分居，身患疾病，而引起孤独。孤独心理以女性老年人多见，表现为不愿与他人交往，总感觉到抬不起头，在与人交往中敏感多疑，认为别人会影射自己，会嘲笑、轻视自己，于是把自己封闭起来，情绪低落，寂寞孤单，心情郁闷，沮丧、愁容不展，语调平淡，时常叹息，喜悲伤哭泣，常伴失眠、食欲减退。

老年人常有一种被社会抛弃的感觉，这种抛弃感不仅是物质上的、人际关系上的抛弃，还大量表现为精神上、思想观念上的抛弃。孤独可使人的思考能力和判断能力麻痹，反应迟钝，加速衰老进程，容易发展成为老年痴呆[45]。

4. 空虚寂寞

1. 李心天. 医学心理学〔M〕. 北京：人民卫生出版社，1991:110-4.
2. 艾布拉姆，陈灏珠. 默克老年病手册［M］. 人民卫生出版社，1996.
3. 李兴民. 老年行为医学〔M〕. 北京：军事医学科学出版社，2002:49-54.
4. 张伟. 成都地区 ≥ 55 岁人群抑郁障碍患病率调查〔J〕. 中华老年医学杂志，2004;23(12):883-5.
5. 关念红. 老年心身疾病患者生活质量指数与生活满意度的相关性研究〔J〕. 中国民政医学杂志，2001;13(5):162-4.

老年人，尤其是离退休老年人，都曾经有过美好的理想与追求，并为之奋斗几十年，付出了青春，付出了血汗，一旦离开熟悉的工作岗位，告别了习惯的生活方式，不再为了生计而奔波时，会突然感觉到自己老了，死神正在一步步地逼近，一切理想和追求都变得渺茫、难以实现，就会感到失落，产生空虚寂寞心理，表现为百无聊赖，无所事事，无所归属，随波逐流。这种消沉的心理状态会降低人的生理能力，加速衰老。

5. 抑郁心理

常见于一些有慢性疾病，长期遭受病痛折磨，且治疗效果不佳的老年人，因对治疗失去信心而出现烦躁、抑郁，甚至陷于绝望的心理状态[12]。生活中原来感兴趣的东西现在不感兴趣了，甚至对生活中的任何事情都无动于衷，老朋友聚会认为没有意思，精彩的文艺演出认为没有看头。

对前途悲观失望，认为自己对自己的处境毫无办法，对自己的不幸与痛苦无能为力，别人也帮不了自己什么忙，完全是孤苦无助地承受厄运的打击，过去曾引以为自豪或自慰的品质在心目中消失了，认为自己是没有价值的人、多余的人、给社会和家庭带来负担的人，思维迟钝、联想缓慢的人，整日焦虑烦躁，忧心忡忡，唉声叹气。这种人，他们常感到前途暗淡、毫无希望、生不如死之感，或自我责备，甚至产生自罪感。这种抑郁心理常成为导致老年人自

1. 王晓玉 . 老年人心理应激时中枢神经递质变化及其对抑郁症预防的研究〔J〕. 中国老年学杂志 , 2004;24(9):590-1.
2. 周振和 . 老年人抑郁性障碍患者听觉诱发电位 P300 的临床观察〔J〕. 中华老年医学杂志 , 2004;23(10):736-7.

杀的原因，而某些癔症的发作常是这种抑郁、情感的宣泄[12]。

6. 焦虑心理

老年人的焦虑心理常由于家庭不和睦、繁杂事件干扰、身体不适或主观要求过高、思想意识狭隘而引起。老年人的焦虑有时表现为无故的、徒劳的或小题大做的焦虑。如担心在外面的亲友冻着、饿着，为尚且年幼的孙辈今后升学、择业、成家操心，担心子女的工作出现意外变故，偶有小疾或发生本属生理性的衰老现象就惊恐不安，为小小失利而惴惴不安，为一时丢了"面子"而懊恼不已等。如此经常无端地寻找烦恼，使人陷入疲惫不堪，心绪不宁的境地，甚至转化为精神抑郁症。

7. 多疑心理

有多疑心理的老年人，表现在常常毫无根据地怀疑别人，总认为别人包括亲属、子女议论自己，看不起自己，算计自己[34]。如别人在一起说话时对自己投来不经意的一瞥，他会认为别人在说自己的坏话；如果有人开了极平常的善意玩笑，他会信以为真；即使别人之间的指责，他也会认为是"指桑骂槐"。疑病心理是老年人常见的典型多疑心理。疑病者总认为自己患了某种不治之症，医生、家人及周围的人都有意对自己隐瞒了真相。如果自己身体上发生了某种微小的变化，出现轻微的不适感，他会马上把它与癌症等不治之症联系起来，从而焦虑不安。忧心忡忡，甚至发生心身疾病。

8. 妒嫉心理

1. 李兴民. 老年行为医学〔M〕. 北京：军事医学科学出版社, 2002:49-54.

2. 张伟. 成都地区 ≥ 55 岁人群抑郁障碍患病率调查〔J〕. 中华老年医学杂志, 2004;23(12):883-5.

3. 郭云良主编. 老年病学〔M〕. 青岛：青岛科技出版社, 2003:76-9.

4. 王祖承. 精神病学〔M〕. 北京：人民卫生出版社, 2002:290-301.

在市场经济体制下，人们之间的收入差距明显加大。处于劣势地位的老年人看到自己一起参加工作，各方面与自己差不多，甚至或者原来地位、能力不如自己的人他的社会地位、经济条件超过自己，就自然而然的出现心理失衡，并耿耿于怀。老年人由于年龄和身体条件的制约，妒嫉心理一旦产生，常表现出性格变异，如脾气暴躁、易怒或孤独自卑等。

9. 恐惧心理

随着年龄的增加，老年人都会产生衰老感，都会想到死，年龄越大，担心死亡的情绪也就愈加强烈。虽然绝大多数老年人能够正确对待生老病死这一自然过程[12]，但有的老年人总感到自己老了，经常感到自己临近死亡，常常回想到已故的亲友，进而联想到自己，情绪悲观，意志消沉，甚则万念俱灰，精神空虚，恐惧死亡的心理十分强烈。

10. 退行性心理

有些老年人表现出与自己的年龄不相符的幼稚的心理和行为，即表现出童年时期的一些思维习惯和行为方式[3]。例如，有的老年人在自己的要求得不到满足或遭受挫折时，便大哭大闹，甚至就地打滚耍赖如同小孩一样；有的老年人认为自己有病，就可以得到别人的帮助，从而无病呻吟，小病大养，像儿童依赖父母那样依赖别人。

（二）运动对心理健康的促进作用

运动除对身体产生良性影响外，对老年人心理健康也有好处。

---

1. 李心天. 医学心理学〔M〕. 北京：人民卫生出版社, 1991:110-4.
2. 陆惠华. 老年病临床特点与对策〔J〕. 中国老年学杂志, 2004;24(2):173-4.
3. 艾布拉姆、陈灏珠. 默克老年病手册〔M〕. 人民卫生出版社, 1996.

1.体力活动对心理幸福感的影响

心理幸福感包括四个部分，分别是情绪健康（如抑郁、焦虑和情绪）、自我认知（如自我效能和身体形象）、身体健康（如身体对痛苦感知的症状和经验）和整体认知（如生活满意度）[1]。

有学者通过对大量研究所进行的元分析研究后发现，体育运动对心理幸福感的影响很小，然而对身体症状的认知、整体幸福感、自我效能感、积极情感（或情绪）的影响较大。通过更深入的研究发现，有氧运动产生的效果大于抗阻训练，特别是中等强度的负荷运动会带来最大的益处。久坐不动人群较之已经具有经常参与体育活动经验的人群相比，刚开始参与体力活动后的受益更为明显。因此，积极参与中等强度体力活动能对老年人群心理幸福感带来积极影响，特别对久坐不动人群产生的运动益处更大。

2.体力活动对生活质量的影响

生活质量被定义为个体对生活满意度的整体指标，而研究人员更感兴趣的是体力活动与健康生活质量（health-related quality of life,HRQL）的关系，即一个人对身体健康、认知（或精神）健康、情绪健康、社会功能的感知和对疼痛与活力的感知[2]。许多针对个体的研究表明，体力活动对于生活质量的影响程度不一致，但总体上，体力活动对健康生活质量具有积极作用。同时，研究也发现，体力活动干预对于慢性疾病受试者的健康生活质量具有一定积极影响。一系列的随机对比实验表明，体力活动对老年体弱人群的情感

1. Netz Y, Wu MJ, Becker BJ, Tenenbaum G. Physical activity and psychological well-being in advanced age: A meta-analysis of intervention studies. Psychol Aging. 2005; 20(2):272-84.
2. Rejeski WJ, Mihalko SL. Physical activity and quality of life in older adults. J Gerontol A Biol Sci Med Sci. 2001; 56 (Spec No 2):23-35.

与社会功能具有积极作用，在练习中不会加剧疼痛感。同时，研究发现有氧运动和柔韧性训练对生活质量影响的效果，要比抗阻或平衡练习更为明显。

3. 身体活动对改造负面情绪的影响

情绪是对一系列主观认知经验的通称。负面情绪包括抑郁、焦虑、紧张、愤怒、沮丧、悲伤、痛苦等，因其情绪体验是不积极的而得名，负面情绪也会使身体产生不适感，进而有可能引起身心的伤害。老年人参加体力活动时可以体验到一定程度的情绪改善，这些影响对积极情绪促进与消极情绪减少的干预效果是类似的。令人惊讶的是（与大多数心理健康研究结果不太相符），研究发现抗阻训练比有氧运动加抗阻训练或单纯有氧训练所产生的影响更大。同时，体力活动的积极影响可以在 1-6 周后观察到，且不受参与者初始的健康状况与生活习惯的影响。

在全球各地老年人群中，临床上抑郁症患病率已达到 1%-42%。患病率在很大程度上与老年人的生活环境有关，居家养老的老年人患病率低（1%-9%），而生活在养老机构中的老年人患病率则更高（14%-42%）[1]。相关研究证明，抑郁症与体力活动之间的关系是双向的，即久坐不动人群更容易患抑郁症，抑郁症人群也很少参加体力活动，与此同时体力活动能够预防抑郁症。近期元分析回顾了在各年龄组人群中所进行的体力活动干预抑郁症的实验研究，结果表明体力活动减少了临床抑郁症和负面情绪的发生。关于体力活动干预措施与其他干预措施的比较研究（心理和药理）表明，体力活动与其他形式的治疗结果是等同的。在检测体力活动对临床抑郁症老

---

1. Wojtek J. Chodzko-Zajko. ACSM's Exercise for Older Adults. Wolters Kluwer Lippincott Williams & Wilkins, c2014:23.

年患者的治疗效果时，与认知行为疗法、心理教育疗法、精神动力疗法、认知疗法等现有治疗方法的疗效相当[1]。因此，体力活动对老年人群具有抗抑郁的作用。

4. 体力活动对认知能力的影响

认知能力（完成需要智力的任务的能力）会随着年龄增长而下降。这既有生活方式的因素，也包括体力活动的因素，两者都与认知能力的增龄性下降相关。尽管一些前瞻性研究不支持体力活动对认知能力具有有益的影响，但大多数相关研究显示，初始认知水平相当的老年人中，经常参加体力活动人群在未来几年内比久坐少动人群有更好的认知能力水平。

新的研究证据表明，体力活动（PA）与认知功能有关[2]，老年人的中高强度运动百分比与认知功能存在剂量反应关系，较高水平体力活动与 36% 或更低的认知功能损害风险有关，并与长期更好地维持记忆力与执行功能有关，这对白种人尤其明显。

三、体质特点

运用随机整群抽样方法，抽取在广州市工作并退休的男 60 岁及以上老年人，女 55 岁及以上老年人为调查对象，以 5 岁为一个年龄段分组，男女共分 7 个年龄段。除去特异性数据，有 511 个老年人的体质测试数据参加分析。其中男性 188 人，占总数的

1. Pinquart M, Duberstein PR, Lyness JM. Effcts of psychotherapy and other behavioral interventions on clinically depressed older adults: A meta-analysis. Aging Ment Health. 2007,11(6):645 - 57.
2. ZHU, W., V. G. WADLEY, V. J. HOWARD, B. HUTTO, S. N. BLAIR, and S. P. HOOKER. Objectively Measured Physical Activity and Cognitive Function in Older Adults. Med. Sci. Sports Exerc., 2017,49(1):47 - 53.

37.8%，女性323人，占总数的63.2%。各年龄段具体情况见下表2-1：所有检测人员均经过统一培训，考试合格者方可进行检测。本书对各指标的分析是在性别和年龄发展变化趋势特点的基础上来探讨体质的发展规律。

表2-1　抽样老年人基本情况表（n）

性别	组别			
	55-59 岁	60-64 岁	65-69 岁	70 岁以上
男性	-	49	72	67
女性	70	120	82	51
总计	70	169	154	118

（一）老年人形态特征

1. 身体充实度状况

（1）身高（T1 cm）、体重（T2 kg）状况

身高是反映人体骨骼发育和人体纵向高度的重要形态指标[1]。体重反映人体横向生长及围、宽、厚度及重量的整体指标，它不仅能反映人体发育状况和身体充实度，而且可以间接地反映人体营养状况[2]。老年人总体身高、体重平均值分别为155.64±7.97；57.37±10.44，随着年龄的增长有不断下降的趋势。不同分组情况见表2-2：经F检验，同一性别不同组别间身高均值存在显著性差异，$P < 0.05$，体重均值间差异非常显著 $P < 0.01$。

---

1. 中国国民体质监测系统课题组，国家体育总局科教司编：中国国民体质监测系统的研究．北京：北京体育大学出版社，2000.8；210.
2. 中国国民体质监测系统课题组，国家体育总局科教司编：中国国民体质监测系统的研究．北京：北京体育大学出版社，2000.8；211.

表2-2 不同组别和不同性别身高体重及派生指标基本情况一览表

项目	性别	55~59 岁	60~64 岁	65~69 岁	70 岁以上	总体	F 检验
身高	男性	–	163.22± 6.00	164.54± 5.46	161.88± 6.41	163.25± 6.03	11.55*
	女性	152.71± 5.18	151.53± 4.10	151.65± 5.46	147.69± 5.00	151.21± 5.09	3.45*
体重	男性	–	63.68± 9.79	64.40± 13.29	58.78± 8.87	62.21± 11.23	5.13**
	女性	55.69± 9.27	54.64± 7.66	56.30± 9.30	50.00± 8.69	54.56± 8.83	6.27**
比值	男性	–	389.65± 54.63	390.97± 77.02	362.61± 49.48	380.52± 63.73	4.17**
	女性	364.22± 55.83	360.78± 50.97	370.90± 57.62	337.70± 51.62	360.45± 54.68	4.26 *

注："*"表示 P<0.05，说明具有显著性差异，"**"表示 P<0.01，说明具有非常显著性差异。

经具体分析，男女第四组别体重和女性第四组身高与其它年龄组均存在显著性差异，男子第四组身高平均值也与第三组存在差异性。这个年龄段的人出生在 1928 年以前，从出生到生长发育期这一阶段，中国始终处于战乱和动荡时期，物资条件极不丰富，生存条件恶劣等，这些都严重限制了他们的生长发育水平。此外，随着年龄的增长，骨质疏松，关节退化，软骨变性，水分丢失，造成关节尤其是椎间盘关节间隙缩小，脊柱生理弯曲改变使人变矮；肌肉组织细胞体积的下降等因素的变化也是造成老年人体重明显下降的主要原因。

（2）克莱托指数（PS1）

派生值克莱托指数是反映身体充实度的重要指标，它可以由公式：体重／身高×1000推导生成[1]，老年人克莱托指数总体均值为367.84±58.91，经T检验男女间克莱托指数具有显著性差异，P<0.05。不同性别和不同组别具体情况见上表2-2。经分析，男女第四组别老年人群克莱托指数与其它年龄组均存在显著性差异，P<0.05。提示老年人在进入70岁以后身体质量明显下降，应引起重视。

2. 体型状况

（1）腰围（T3 cm）、臀围（T4 cm）状况

腰围在一定程度上反映腹部皮下脂肪厚度和营养状态，是间接反映人体脂肪状态的简易指标。腰围、臀围的大小，还可以反映出老年人的体型特点。人体保持适当的腰围和臀围比例关系，对人的体质和健康有着重要意义，特别是对于老年人群是否保持适当的比例能够间接反映寿命的长短[2]。

老年人腰围、臀围总体平均数分别为82.12±9.54；92.70±6.36，其它分组情况见表2-3：随着年龄的增加这两项指标呈现不同的变化趋势，经检验分析，相同性别不同组别老年人腰围均值、男子不同组别臀围均值间无显著性差异，P>0.05；而女性不同年龄组的臀围有显著性差异，具体表现在第四组臀围明显低于其它组别，经检验P<0.05有显著性差异。女性老年人腰围虽然无显著的变化，但随着年龄的增加其腰围有上升势态，进入70岁以后才有所下降，说明女性腹部脂肪随年龄增长逐渐堆积，应引起人们的重视。此外70岁以后女性出现腰臀围的萎缩也值得我们注意。

1. 全国体育学院教材委员会审定：运动医学．第六版．体育学院通用教材．北京：人民体育出版，1995.6:29.
2. 中国国民体质监测系统课题组，国家体育总局科教司编：中国国民体质监测系统的研究．北京：北京体育大学出版社，2000.8:212-214.

表 2-3　不同组别和性别腰围、臀围及其派生值基本情况一览表

项目	性别	55-59 岁	60-64 岁	65-69 岁	70 岁以上	总体	F 检验
腰围	男性	–	83.48± 9.21	84.24± 10.12	83.07± 8.32	83.63± 9.24	0.287
	女性	79.24± 9.92	81.08± 8.95	83.04± 9.64	81.48± 10.40	81.24± 9.62	2.014
臀围	男性	–	94.56± 5.90	94.21± 6.56	93.09± 5.33	93.90± 5.97	1.021
	女性	92.26± 6.44	92.10± 5.72	93.02± 7.76	89.81± 5.57	92.01± 6.48	2.694*
比值	男性	–	88.11± 5.94	89.22± 6.22	89.11± 5.64	88.89± 5.94	0.581
	女性	85.75± 7.51	88.08± 6.66	89.35± 8.16	90.56± 8.57	88.29± 7.69	4.724*

注："*"表示 P<0.05，说明具有显著性差异，"**"表示 P<0.01，说明具有非常显著性差异。

（2）腰臀比（PS2）

腰臀比的计算公式是 WHR ＝腰围／臀围 ×100，是一种简单有效的检测健康的新方法[1]。老年人腰臀比总体均值为 88.51±7.10。经 T 检验，男女腰臀比不存在显著性差异 P>0.05，说明随着年龄的增加男性细腰窄臀和女性细腰丰臀的体型特征已不明显，体型上已无明显的性别差异。不同分组情况详见表 2-3。不同年龄组的具体分析看，女性随着年龄的变化腰臀围比值明显增加，体型有从梨形向苹果形变化的趋势，经检验 P<0.01。女性第一组腰臀比与其它组别存在显著性差异，结合女性老年人腰围和臀围的变化可以发现，女性在进入 60 岁以后，特别是 60-69 岁之间，腰围增加较多，

1.　刘纪清、李国兰．实用运动处方．黑龙江：黑龙江科学技术出版社，1993.3；214-216.

说明这一阶段老年人腰臀比的增加主要是由于腹部脂肪变化引起的。人体内脂肪的增加和分布状态，特别是腹部脂肪的堆积与一些心脑血管的疾病，如高血压、冠心病、动脉粥样硬化、中风等有密切的关系，因此女性在 60 岁以前就要有意识地防止腹部脂肪的聚积，同时注意心脑血管系统等疾病的防治，而 60-69 岁这一阶段的女性就要加强腹部锻炼和腹部减肥。70 岁以上女性老年人腰臀比的增加主要是由于臀围减少的原故，提示这个年龄段的老年女性应加强身体锻炼和营养，同样也要密切重视和关注她们的健康。男性腰臀比受年龄的影响不明显，随着年龄的增长变化较平稳，经检验 P>0.05 无显著性差异，说明体型变化不大。

3. 老年人体成分状况

人体成分可概括地分为脂肪和非脂肪两大部分。体重是由脂肪重量和非脂肪重量组成的。因此本文选取体脂百分比（PS3）和瘦体重（PS4 kg）两个派生值作为分析老年人体成分的主要指标。身体内脂肪分布的状况，对人体的体型和健康有着重要的形态学和医学意义。过胖或过瘦都会给人的健康带来很大影响。因身体密度和体脂含量密切相关，体脂总量的一半又存在皮下，故身体密度和皮褶厚度具有相关关系，所以对人体各部位皮褶厚度的测量，是了解人体成分的一种简易方法。本文采用日本铃木－长岭公式，用上臂部和肩胛部皮褶厚度推算身体密度 D，再由 Brogek 公式：体脂 %=（4.570/D-4.142）×100 计算生成体脂百分比 [1]，即身体中脂肪占体重的比率，可以作为分析老年人身体成分的指标。身体除去脂肪的重量就是瘦体重也称去脂体重，是内脏、骨骼、肌肉等器官组织

---

1. 全国体育学院教材委员会审定：运动医学．第六版．体育学院通用教材．北京：人民体育出版，1995.6:29-30.

的重量，主要反映肌肉重量的变化，计算公式：LBM= 体重 ×（1-体脂 %）[1]。

老年人 FAT% 总体均值为 28.74±8.42，瘦体重 LBM 总体均值为 40.49±7.02，经 T 检验，两个指标男女总体间均具有显著性差异，P<0.05。其中脂肪百分比不同分组情况见图 2-1：

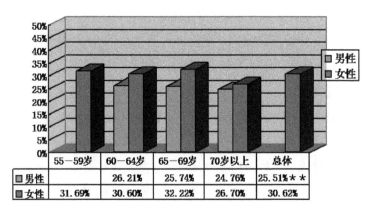

	55—59岁	60—64岁	65—69岁	70岁以上	总体
男性		26.21%	25.74%	24.76%	25.51%★★
女性	31.69%	30.60%	32.22%	26.70%	30.62%

图 2-1 老年人体脂百分比不同分组情况一览柱状图

经方差分析，男子老年人体脂 % 不同组别间变化不大，没有差异性，P>0.05；而女子老年人群，不同组别之间体脂 % 都具有非常显著性差异，P<0.01。随着年龄的增长，特别是女性在进入 70 岁以后体脂百分比明显下降，与其它组别存在显著性差异，P<0.01。且在 70 岁以前相同年龄组女性的体脂百分比明显高于男性，P<0.05 具有显著性差异，而 70 岁以后这种差异性渐渐缩小，经检验，P>0.05 无显著性差异。一般来讲，女性体脂百分比要高于男性，但进入 70 岁以后，性别间的这种显著性差异却变得越来越不明显了。脂肪是一种含能量最多的物质，是构成细胞的组成部分，此外

---

1. 全国体育学院教材委员会审定：运动医学．第六版．体育学院通用教材．北京：人民体育出版，1995.6:29.

它还可以起到保护器官、减少磨擦和防止体温散失等作用，因此保持适当的脂肪含量对人体非常重要。随着年龄的增加，特别是进入70岁以后女性脂肪百分比的大幅度下降，可能与女性雌激素的大量减少有关，提示女性老年朋友应注意营养、加强身体锻炼。此外，这种体脂百分比无性差异的出现，是否也在暗示我们：体脂百分比的下降很可能是女性衰老的重要标志和主要表现。

不同分组情况瘦体重变化详见图2-2：分析表明女性瘦体重虽然随着年龄的增长有持续下降的趋势，但经方差分析，各年龄组之间均无显著性差异 P>0.05；而男性在进入70岁以后瘦体重出现明显下降势头且与其它年龄组之间有显著性差异，P<0.05。结合男女体重和体脂百分比的变化，笔者认为男性体重的下降主要是由于瘦体重的变化引起的，而女性体重的下降则是脂肪量减少的结果。肌肉附着于骨上，中间跨过关节，不仅塑造人的形体，而且是保持姿势及实现位移运动的力量源泉。老年男性肌肉含量的降低，可能也与激素的分泌量有关。提示肌肉组织含量的变化可能是反映男性衰老的重要指标，同时也是男性衰老的主要表现。因此我们应该关注男性尤其是进入70岁以后的男性老年人的营养和健康状况。

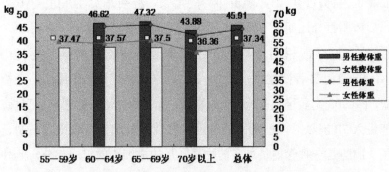

图2-2 老年人不同分组情况瘦体重变化曲线一览图

总体上，老年时期会出现无性差异。老年人体质的许多方面随着年龄的增加已不存在明显的性别差异，例如老年人的腰臀比即体形状态、身体内脂肪百分比、关节柔韧性等指标，相同年龄组男女之间无显著的性别差异。其次，女性进入 60 岁以后体形逐渐由梨形向苹果形转变，男性体形变化不大。女性脂肪百分比的减少以及男性瘦体重的下降是造成老年人体重下降的主要原因，而且这种变化很可能是女性和男性衰老的重要标志和主要表现。

（二）老年人机能状况及其发展变化规律

1.老年人肺通气功能水平

肺活量（T7 ml）反映肺的容积、扩张能力及呼吸肌力的强弱，是人体生长发育水平和体质状况的一项常用机能指标[1]。老年人肺活量总均值为 1880.25±553.15，男女平均值分别为 2287.26±556.40；1643.35±389.62。不同分组情况见图 2-3：经方差分析，相同性别的各年龄组间肺活量均值间有非常显著性差异，$P < 0.01$。具体分析发现，女性步入老年期后肺活量在第三年龄段和第四年龄段出现两次显著性下降，经检验 $P < 0.05$，与其它年龄组存在显著差异。男性肺活量下降相对于女性的 65 岁要晚些，进入 70 岁后才出现显著下降趋势，经检验 $P < 0.01$。因肺活量受很多因素的影响，所以肺活量的绝对值尚不能全面反映人的通气功能，专家认为肺活量/体重（PS6 ml/kg）的相对值能更好地反映人的肺通气功能[2]。其不同年龄组的具体情况见图 2-3：不同性别的老年人

---

1. 中国国民体质监测系统课题组，国家体育总局科教司编：中国国民体质监测系统的研究．北京：北京体育大学出版社，2000.8:216-217.

2. 全国体育学院教材委员会审定：运动生理学．第五版．体育学院通用教材．北京：人民体育出版，1994.6；81.

随着年龄的增加肺活量／体重比值均呈现下降趋势，但男性受年龄的影响不显著，经方差分析男性不同组别间肺活量与体重的比值没有显著性差异，$P>0.05$；而女性肺活量与体重的比值在步入 65 岁以后就出现明显的下降，65 岁以后的两个年龄组与第 1、2 年龄组之间存在显著性差异，$P<0.05$。说明男性呼吸系统的下降相对于女性而言要慢些，而女性 65 岁以后呼吸系统出现持续性快速下降。肺是人体进行气体交换的主要器官，人体内营养物质的氧化所需要氧的摄入和新陈代谢的产物二氧化碳排出都需要呼吸系统来完成，因此保持呼吸系统的功能对人体有重要的意义。提示老年人特别是老年女性要注意加强身体锻炼，尤其是有氧运动，并要能够持之以恒。

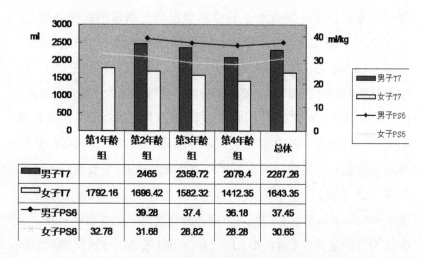

	第1年龄组	第2年龄组	第3年龄组	第4年龄组	总体
男子T7		2465	2359.72	2079.4	2287.26
女子T7	1792.16	1696.42	1582.32	1412.35	1643.35
男子PS6		39.28	37.4	36.18	37.45
女子PS6	32.78	31.68	28.82	28.28	30.65

图 2-3　老年人肺活量及其派生值情况一览图

2. 老年人心血管机能特征

坐站实验是一种简易的评价心血管系统机能的定量负荷实验。

主要是通过观察定量负荷持续运动的时间、运动中心血管的反应及负荷后心率恢复速度的关系来评定心血管系统机能，其测试指标坐站指数（T13）可作为评定心血管系统机能的指标[1]。老年人坐站指数总体均值为 1.25±0.21，男子平均为 1.20±0.22，女子平均为 1.28±0.20。不同分组情况详见图 2-4：

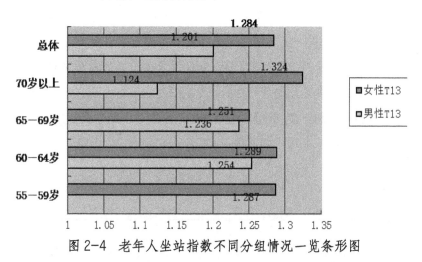

图 2-4 老年人坐站指数不同分组情况一览条形图

经方差分析，男子第四年龄组坐站指数明显下降，与其它组之间有非常显著性差异，$P<0.01$。女子不同组别坐站指数没有显著性差异，$P>0.05$，但奇怪的是女子老年组却出现第三年龄组坐站指数下降，但与第一、二年龄组无显著性差异，$P>0.05$，而第四年龄组上升的现象，且与第三年龄组存在显著差异，$P<0.05$，其坐站指数相当于第一、二年龄组的水平，经检验 $P>0.05$ 无显著性差异。通过问卷的进一步的分析发现，在"是否做到了每周参加 3 次以上（含

---

1. 中国国民体质监测系统课题组，国家体育总局科教司编：中国国民体质监测系统的研究．北京：北京体育大学出版社，2000.8:219-220.

3次）身体活动或锻炼"这个问题上，女性70岁以上年龄组中有86.3%的人回答"是"。具体情况详见图2-5：分析认为，这部分老年人很可能已经坚持体育锻炼相当长的时间了，这充分说明了通过长期有规律的体育锻炼不但可以延续心肺功能的衰老，更能够达到提高的目的。从相同年龄组不同性别的具体分析看，坐站指数平均值女性要好于男性，但并无显著性差异可言，只有70岁以上年龄组男女之间坐站指数具有显著性差异，经检验P<0.05。这可能与能否长期地坚持体育活动有关，70岁以上老年人男性能够达到"3次及以上锻炼和活动时间"的只有77.6%，低于女性86.3%的数值，而且从各年龄组锻炼情况看女性锻炼积极性明显要高于男性。提示老年人应养成长期锻炼的习惯。

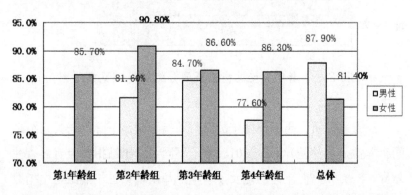

图2-5　老年人每周参加3次及以上身体活动或锻炼一览柱形图

综上所述，老年女性肺活量水平和手部肌肉力量下降不但快而且早，65岁即开始显著下降，第三年龄段和第四年龄段出现持续性突降。相反，女性定量运动负荷能力要好于男性，这可能与长期坚持身体锻炼有关，说明适当而有规律的身体锻炼不但可以延缓心血管机能的衰老，更能够达到提高的目的。同时，男性老年人神经系统机能要好于女性老年人，两者之间存在显著性差异。所以，对于老年人而言，70 岁是体质各项指标出现显著性下降的一个危险期，因此更应加强对第四年龄段老年人的体质监控。

（三）老年人身体素质状况及其发展变化规律

身体素质是指人体在运动中所表现出的速度、力量、耐力、灵敏及柔韧等方面的机能能力[1]。

1. 老年人手部肌肉力量水平

握力（T8 牛顿）主要是测量前臂及手部肌肉的力量。一般情况下，肌肉力量均随年龄的增加而逐步减少。因此，握力的改变可较为灵敏地反映出机体衰老变化的程度[2]。

老年人握力总体平均数为 189.41 ± 75.64，男女平均握力分别为 263.86 ± 59.37，145.95 ± 43.34，不同分组情况详见图 2-6：相同性别不同年龄组之间，经方差分析 $P < 0.01$，均有显著性差异。握力受身高、体重等指标的影响较大，因此取派生值 - 单位体重的握力[3]（PS7 N/Kg）进行具体分析。随着年龄的变化不论男性还是女性握力 / 体重都呈下降趋势，但男子不同年龄段的比值没有显著性差异，$P > 0.05$；女子不同年龄段间存在显著性差异，$P < 0.01$。分析发现女性在 65 岁后握力 / 体重比值就出现显著性下降趋势，70岁以后这种下降势态并没有减缓而是继续呈显著性下降，第三、四

1. 全国体育学院教材委员会审定：体育测量评价 . 体育学院通用教材 . 北京：人民体育出版，1995.6.1:162.

2. 八大城市政府调研机构联合课题组 ，1990.7:220-221.

3. 全国体育学院教材委员会审定：运动医学 . 第六版 . 体育学院通用教材 . 北京：人民体育出版，1995.6:29.

年龄段之间以及这两个年龄段与前两个年龄段之间分别存在显著性差异，P<0.05。说明广州男性老年人握力的变化只是一种自然的生理衰老过程，而女性老年人在进入 65 岁以后前臂及手部力量即发生明显的下降，而且随着年龄的增加这种下降势头越发严重，因此对该年龄段的人要格外注重力量练习，以减缓前臂及手部力量衰退的速度。

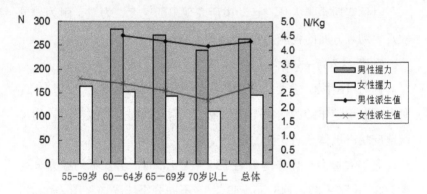

图 2-6　老年人手部握力及其派生值两轴线 – 柱一览图

2.老年人关节柔韧性水平

摸背实验（T9 cm）反映老年人肩关节灵活性和活动幅度，并可间接反映全身肌肉、韧带的弹性和关节的活动幅度[1]。其总体平均值为-1.92±9.12，男女平均分别为-3.91±10.39；-0.76±8.09。相同年龄组女性柔韧性水平略好于男性，但并不存在显著性差异，经 T 检验，相同年龄组男女间 P>0.05。说明进入老年期以后身体柔韧性已经没有了显著的性别差异。相同性别不同年龄组方差分析

---

1. 中国国民体质监测系统课题组，国家体育总局科教司编：中国国民体质监测系统的研究．北京：北京体育大学出版社，2000.8:224-226.

的结果显示，男性不同组别间没有显著性差异可言，P>0.05；女性不同组别间则具有显著性差异，P<0.05。不同分组情况详见表2-4：女性柔韧性在第三年龄组即出现大幅度的下降，但没有显著性差异，第四年龄组柔韧性继续下降并与第一、二年龄组存在显著性差异，P<0.05。提示老年女性柔韧性的下降是一个不断的积累过程，这种积累在进入70岁后变得更加突出，因此这就提示我们要在柔韧性发生突变的70岁之前就要作好防范措施，加强肩关节及全身关节的运动。随着年龄的增长，虽然男性柔韧性并没有出现显著性的变化，但摸背实验最低值出现在男性第四年龄段 -46.0cm，这样的一个数值不能不引起我们的深思和担忧，如何使老年朋友健康地渡过老年期，并使他们自觉行动起来减慢衰老进程等，是我们每个人体育工作者都应该思考的。

表2-4　按组别和性别分组柔韧性基本情况一览表

性别	55-59岁	60-64岁	65-69岁	70岁以上	总体	F检验
男性	–	-2.07±8.69	-2.94±9.89	-6.32±11.67	-3.91±10.39	2.94
女性	0.64±7.47	0.24±8.04	-1.77±8.24	-3.42±8.20	-0.76±8.09	3.67*

注："*"表示P<0.05，说明具有显著性差异，"**"表示P<0.01，说明具有非常显著性差异。

3. 老年人神经系统水平

闭眼单腿站立（T10 s）是反映老年人身体平衡能力的指标，其数值越大表示平衡能力越好[1]；手眼协调能力（T11 s）是评定老

---

1. 中国国民体质监测系统课题组，国家体育总局科教司编：中国国民体质监测系统的研究. 北京：北京体育大学出版社，2000.8:226-227.

年人神经系统的协调性、稳定性以及神经系统控制效应器和手眼之间的配合能力的指标，其数值越小表示神经系统机能越好[1]。这两项指标的总体平均值分别为 9.68 ± 8.70；12.86 ± 3.02。不同分组情况详见图 2-7：经检验，相同组别不同性别之间，男性协调能力和平衡能力要好于女性，$P < 0.05$ 存在显著性差异。两项指标相同性别不同年龄组间均存在非常显著性差异，$P < 0.01$。女性老年人群的这两项指标出现相同的变化趋势，并存在两个显著变化点。女性在进入第二年龄组时，身体平衡能力和运动协调能力即开始急剧下降，第一年龄组与其它年龄组间有显著性差异，$P < 0.05$，之后趋于稳定下降趋势，到了 70 岁后又进入一个明显下降阶段，且与其它年龄组存在显著性差异，$P < 0.05$。提示女性神经系统的平衡和协调功能衰老可能出现得较早，因此应该提早预防。老年男性这两项指标也出现相同的变化趋势，但与女性不同的是男性在进入第四年龄段后其平衡能力和运动协调能力才出现显著性变化，与其它年龄组存在显著性差异，$P < 0.05$。

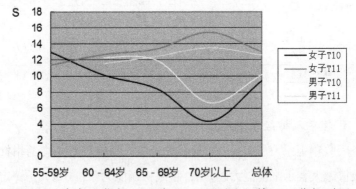

图 2-7　老年人指标 T10 和 T11 不同分组情况一览柱形图

1. 中国国民体质监测系统课题组，国家体育总局科教司编：中国国民体质监测系统的研究．北京：北京体育大学出版社，2000.8:221-224.

反应时（T12 s）是检验机体神经系统机能的重要生理指标，反应时越短说明机体对刺激发生反应越快，老年人随着年龄的增长，反应速度呈下降趋势[1]。中枢处理机制发生改变的主要原因是大量神经细胞萎缩和丧失，脊髓运动神经元数目减少，神经传导速度减慢，因而使神经肌肉活动能力受影响，表现为单纯反应时和复杂反应时变慢，运动时延长。因此，反应时也是衡量衰老的重要指标。文中反应时由五次反应时的平均值表示。老年人反应时总体平均值为 0.26±2.61E10-2，男女平均值分别为 0.26±2.58 E10-2；0.27±2.58E10-2。不同分组情况详见图 2-8：随着年龄的不断增加男女反应时均不断延长，女性变化趋势较明显，四个年龄组之间均存在显著性差异，P<0.05。男性只第四年龄组与第二年龄组存在差异性，P<0.01。从具体的分析情况看相同组别不同性别之间女性反应时平均值均高于男性反应时均值，经检验 P<0.05，存在显著性差异。说明男性反应能力要好于女性；女性神经系统衰老速度快。

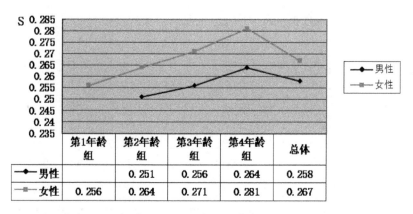

图 2-8　老年人反应时不同分组情况一览折线图

1. 中国国民体质监测系统课题组，国家体育总局科教司编：中国国民体质监测系统的研究．北京：北京体育大学出版社，2000.8:228.

由上可见，老年人部分机能素质的衰老出现得较早，有的甚至在 60 岁即开始出现急剧的下降趋势，因此应加强预防观念。

（四）影响老年人体质健康状况的因素

一个地区老年人的体质健康状况直接影响着社会经济的发展。为了更进一步地分析和研究影响和反映老年人体质健康状况的指标，提示各主要指标及相互之间的关系，对影响老年人体质健康状况的指标进行主成分分析，结果见表 2-5：

表 2-5　主要指标相关矩阵的特征值及贡献率一览表

男性 主成分	特征值	贡献率	累积贡献率	女性 主成分	特征值	贡献率	累积贡献率
1	4.012	30.858	30.858	1	3.865	29.734	29.734
2	2.498	19.216	50.074	2	2.604	20.034	49.769
3	1.395	10.731	60.805	3	1.168	8.985	58.754
4	1.108	8.520	69.325	4	1.000	7.690	66.444
5	.768	5.910	75.235	5	.839	6.451	72.895
6	.703	5.408	80.642	6	.746	5.739	78.634
7	.649	4.995	85.637	7	.670	5.156	83.790
8	.563	4.333	89.970	8	.582	4.478	88.269
9	.429	3.302	93.272	9	.472	3.630	91.899
10	.391	3.007	96.279	10	.433	3.333	95.232
11	.310	2.383	98.662	11	.310	2.381	97.613
12	.115	.881	99.543	12	.218	1.681	99.293
13	$5.942E-02$	.457	100.000	13	$9.185E-02$	.707	100.000

从结果来看男性和女性的前四个主成分的累积贡献率分别已达 69.32% 和 66.44%，说明它们已经能够分别反映 13 个变量总体的信

息量，因此分别对男性和女性老年人群用主成分分析法取四个主成分并用极大方差法进行正交旋转，结果见表 2-6：

表 2-6　主要影响指标主成分分析方差正交旋转因子一览表

指标序号	男性	F1	F2	F3	F4	女性	F1	F2	F3	F4
T1		.104	.816	3.021E-02	-.224		.104	.796	-.129	-.132
T2		.830	.462	5.440E-02	-3.513E-02		.875	.370	8.413E-02	-3.708E-02
T3		.891	.125	.113	-.159		.791	9.629E-02	.345	-2.842E-02
T4		.875	.281	8.518E-02	-4.047E-02		.847	.266	.134	-2.463E-02
T5		.721	-.113	.154	4.227E-02		.828	-7.332E-02	-.149	-4.338E-02
T6		.829	-9.581E-02	-.179	-1.270E-02		.843	-.175	-.161	-9.055E-03
T7		-5.171E-02	.793	-.190	.169		-1.655E-03	.801	-.131	-8.394E-03
T8		.148	.759	-.229	.109		.150	.614	-.395	3.249E-02
T9		-.463	.150	-.481	-.112		-.374	.275	-.403	8.503E-02
T10		1.218E-02	-4.053E-02	-.482	.618		-.151	.213	-.463	5.744E-02
T11		-3.878E-03	-.127	.801	-1.159E-02		-3.202E-02	-.210	.726	-.185
T12		7.463E-02	-.111	.684	-5.663E-02		-8.353E-02	-8.685E-03	.719	.286
T13		-8.142E-02	7.172E-02	.115	.873		-5.513E-02	-9.511E-02	-3.051E-02	.945

从表 2-6 可以看出，男性和女性老年人在四个因子轴上载荷的因素基本相同，鉴于此结果，将影响老年人男性和女性体质健康的因子放在一起进行分析。

1. 体成分因子

在 F1 轴上载荷较高的因素有体重（T2），腰围（T3），臀围（T4），上臂皮褶厚度（T5），肩胛部皮褶厚度（T6），可命名为体成分因子。

人的体重通常在 25 岁 -50 岁之间处于上升阶段，其后开始逐步下降。体重增加伴有体脂增加和去脂体重下降。老年人的瘦体重较年轻人少。体重过重可出现不同程度的肥胖，而过度肥胖又多是引发许多心血管疾病的重要原因。过轻则可作为营养不良和慢性疾病的重要特征。身体活动能力随着年龄增长而逐渐下降，因而使瘦体重减少和体脂增加的趋势更加明显，这种体成分的改变将增加老年人发病率及加速生理机能减退。研究发现每周坚持锻炼在 3 次及以上的老年人其体成分因子中各项指标的变化与达不到每周 3 次锻炼的老年人之间并不存在显著性差异，P>0.05。笔者认为，这可能是与老年人锻炼效果不理想有关，因此应加强对老年人科学运动知识的宣传、普及工作的开展。

2. 运动机能因子

在 F2 轴上载荷较高的因素有身高（T1），肺活量（T7），握力（T8），可命名为运动机能因子。

人到老年，由于钙代谢紊乱，骨中有机物会减少，相反无机盐增加。同时，由于老年人蛋白质代谢障碍造成骨细胞或骨基质缺陷，骨质疏松，这多表现在脊柱终板收缩变薄，脊柱变短，严重的胸弯曲加大，使老人发生驼背，身高下降。由于以上原因，老年人总会显得比年青时矮一些。据报道，男性老人身高平均缩短约 2.25%，女性老人约 2.5%[1]。此外，肌肉附着于骨上，不仅塑造人的形体，而且是保持姿势及实现位移运动的力量源泉。在人的一生中，肌肉的质与量都会发生变化。有研究报道，女性到 70-80 岁时，手的握力大约下降 30%，而男性老年人下降 58%[2]。同时肌纤维也变得瘦小，其弹性和伸展性都减弱。可见老年人肌肉力量和锻炼的肌肉能力的降低，主要表现在运动功能的减退，是人衰老的重要象征之一。随着年龄的增加，呼吸系统也背上了沉重的包袱，这与骨骼和锻炼的肌肉能力的下降有直接的关系。人到老年，呼吸肌萎缩，胸廓运动受限制，所以肺活量明显减少。这也就是为什么老年人在活动后会出现缺氧的各种症状和体征，感到气不够用的原因所在。

运动机能的变化会影响老年人的运动能力，运动又可以提高运动机能。运动是否有效与锻炼者的健身意识有很大的关系。从调查的老年人群锻炼情况看，虽然一部分老年人能够把余暇的大部分时间都用于体育锻炼，但锻炼的效果并不理想，没有起到显著提高运动机能的目的，且每周锻炼在 3 次及以上的老年人其运动机能虽然好于达不到该水平的老年人，但两者之间并不存在显著差异。而将增强体质列为自身锻炼首要目的的老年人群，其运动机能要好于其它老年人群。这说明运动机能水平能否提高，很大程度上取决于锻炼者的认识水平，也就是说在锻炼过程中健身者是否"用心"，能否"卖力气"，将直接影响到锻炼的效果。因此树立积极的健身意识、养成良好的锻炼习惯，对于提高老年人的体质状况非常重要。

3. 神经系统因子

在 F3 轴上载荷较高的因素有手眼协调能力（T11），反应时

---

1. 邓树勋，等. 老年人体育健身指南. 广州：华南理工大学出版社，1999.11:4-5.

2. 邓树勋，等. 老年人体育健身指南. 广州：华南理工大学出版社，1999.11:3-6.

（T12），可命名为神经系统因子。

神经系统被称为人体指挥部，是全身各器官系统生理统一合作调节的指挥者，也是身体与外在环境发生关系，使身体各系统与外界达到平衡的生理调节指挥部，可见神经系统功能的好坏直接影响到身体对内外环境变化的反应与变化的练习方法。随着年龄的增加肌肉之间有规律收缩与放松的协调能力下降等，都使神经细胞工作强度、兴奋抑制转换的灵活性及均衡性有所下降，因此老年人会出现反应迟钝、工作效率低的情况。又有研究证明，一般老年人大脑的重量比年轻时减少 10% 左右，这多是由于老化导致神经细胞萎缩和死亡的结果，而 70-80 岁的老人，脑神经细胞只有青年时的 60%；脑血液量也减少约 17%[1]。由于脑血循环减少，氧利用率下降，老年人易出现一些神经系统的症状，如记忆力减退，对周围事物不感兴趣，对现实生活的理解缺乏感情色彩，有时行为不能自控，这都是老年人神经系统功能衰退的表现。此外，对人体健康和生命至关重要的内分泌腺分泌激素的功能也要在神经系统"指挥"下，才能参与对人体生命活动的调节。所以说维持神经系统的正常生理调控机制，延迟其退行性变化对老年人有重要的意义。

怎样才能达到延缓神经系统衰老速度的目的呢？本文将老年人分成二组，一组是每周锻炼在 3 次及以上的，称之为活动组；另一组是达不到该水平的，称之为非活动组。经检验发现，活动组动作的协调性和反应能力都好于非活动组，两组在反应时上有显著性差异，$P<0.05$。说明老年人通过一定量的体育锻炼能够达到延缓神经系统衰老的目的。

4. 心脏血管机能因子

---

1. 邓树勋，等. 老年人体育健身指南. 广州：华南理工大学出版社，1999.11:5-8.

在 F4 轴上载荷较高的因素有坐站指数（T13），可命名为心脏血管机能因子。

心脏功能的强弱是健康的重要标志。心脏的生理功能类似一个水泵，是推动全身血液流动的器官。血管则是血液与体内组织进行物质交换的场所，心脏肌肉本身的营养供应主要通过冠状动脉输入的血液。进入老年心肌的最大耗氧量与心输出量几乎以相同的速度下降，心肌等长收缩和舒张期均延长，这在一定程度上受年龄、肥胖、活动减少、饮食等因素的影响。老年人心率一般减慢，最大心率也随着年龄的增加而降低；心率加快后恢复到正常心率所需的时间也相应延长，而这些都是心脏血管机能衰退的主要表现。通过一定的运动负荷能够反映心脏血管机能的强弱，反之经常进行一定的身体锻炼亦可以增加心脏血管机能。在调查的老年人中，有良好健身习惯（每周锻炼能够达到 3 次及以上）的老年人的坐站指数明显好于没有健身习惯的老年人，其值分别是 1.26±0.21；1.20±0.20，经检验 $P<0.05$，有显著性差异。锻炼目的明确，通过锻炼的主要目的是为了增强体质的老年人群其心脏血管的机能要明显好于其它锻炼目的的人群，其坐站指数与将锻炼视为消遣娱乐的老年人坐站指数存在显著性差异，经检验 $P<0.05$。说明心脏血管机能的提高是长期的、需要有恒心的锻炼过程。

（五）运动对体质健康的促进作用

1. 运动对身体成分的影响

研究表明定期参加中等强度有氧活动可以减少老年人体内脂肪含量，而且脂肪的减少与运动时长有关。逻辑上来讲，活动越多，体脂减少越多；腹部脂肪过多会增加许多疾病的患病风险，而运动恰好可作为一种积极性的手段来减少腹部脂肪。有氧运动对于增大肌肉维度或增强肌肉力量的作用较小，老年人可以通过适宜强度的抗阻训练（力量训练）来增加肌肉力量[1]。同时，中等或高强度的抗阻训练还有助于减少全身各部位体脂[2]。虽然，目前尚不清楚此类训练减少哪些身体具体部位的体脂，但最新研究表明，绝经期妇女通过抗阻训练能阻止体重增加，达到改善身体成分的作用。通常来说，体力活动的内容多种多样，绝大多数运动有助于延缓老年人群中发生率高达 25% 的不良性增龄性体重下降。但值得一提的是，高强度体力活动不适宜于老年人群。

2. 运动对肌肉力量的影响

体力活动对肌肉强度、力量和耐力都能产生一定程度的影响，并且运动训练的强度、时长、频率与肌肉力量的提高幅度都直接相关。大量研究表明，老年人进行抗阻训练即可提高肌肉力量，一些老年人肌肉力量提高的相对值甚至可以与年轻人相媲美。比如，老年人通过自行车训练可提高下肢肌肉力量与爆发力，以及大腿肌肉围度。关于肌肉力量与爆发力的研究表明，进行过力量与爆发力训练的老年人，可以显著改善坐姿伸膝和腿部推举的最大力量。同样，老年人参加适当的抗阻训练能够显著提高爆发力。肌肉耐力是一段时间内肌肉持续收缩发力的能力，尽管对于老年人肌肉耐力的研究较少，但老年人可通过适当强度的练习提高肌肉耐力。

3. 运动对平衡能力的影响

---

1. Bamman MM, Hill VJ, Adams GR, et al. Gender differences in resistance-training-induced myofiber hypertrophy among older adults. J Gerontol A Biol Sci Med Sci. 2003;58(2):108-16.
2. Wojtek J. Chodzko-Zajko. ACSM's Exercise for Older Adults. Wolters Kluwer Lippincott Williams & Wilkins, c2014:19.

参与体育活动有助于提高平衡能力、肌肉力量、柔韧性和改善步态，继而减低跌倒风险。患有骨关节炎的老年人可以进行水中练习以及相关训练来预防跌倒风险。研究显示，太极运动有助于延缓老年人平衡能力的下降速度；而且，为期 6 个月的太极训练便可以提高平衡能力。另外，许多陆地上及水中的练习有助于延缓老年人平衡能力的过快下降。

4.运动对柔韧性的影响

柔韧性通常指关节的活动幅度，健康的老年人可以通过参加多种多样的运动来改善关节活动度（柔韧性）。逻辑上，这可能适用于全身大多数关节，但尚缺少公开发表的相关问题的数据研究。目前很少有研究能够回答改善关节活动度的一些问题，例如，老年人群能够运用何种伸展训练计划或静态练习姿势需要多少时间，以及需要训练的频次是多少等具体问题。此外，对于老年人来说，关节活动度训练的安全性也是值得研究的问题。考虑到关节活动度（柔韧性）对于老年人群身体功能健康以及预防跌倒的潜在重要性，未来的研究有必要探讨改善老年人群关节活动度（柔韧性）的有效方法及手段。

5.运动对有氧能力的影响

有氧能力是指人体传输和利用氧的能力；最大摄氧量（VO_2max）是表达有氧能力最好的指标，即人在进行力竭运动时所能消耗的最大氧气量。最大摄氧量是大多数专业人士所用来表示心肺健康水平的测量指标。通过适当的体育训练，成年男女体内的最大摄氧量都可以增加。在运动期间，最大摄氧量和心率之间有密切的关系，通常伴随运动强度的增加，两者基本呈直线上升。运动强度的自我疲劳状态评定指标 RPE（见附件 3）也常与运动心率和正在运动中执行的工作量有关联，也可以在运动中进行测试，以了解人体运动中所体会到的疲劳程度。RPE 值也可以用来预测最大摄氧量。人们普遍认为在任何给定强度下的体育锻炼会减少 RPE 和心率，但却会增加最大摄氧量。

有氧运动强度是指进行体力活动的时候，身体所支持的氧利用率，它能改善心血管健康。人们普遍认为，人类年龄增加与身体功能的必然下降相关联。但是，人们可以做出有意识的决定来改变某些生活方式，从而减缓其下降速度。大多数运动及健康领域内的专家都赞同此观点：有规律地参与体育活动的生活方式与健康老龄化直接或间接相关联，基于参与体育活动为生理系统带来很多积极的影响。总而言之，大量研究表明有规律的运动加上适量的休闲活动可以避免久坐少动引发的负面生理效应，为一个人积极的生活提供实质防护，抵抗慢性疾病并避免一些失能状况的出现。因此，可以确切地说，对于老年人，几乎所有类型的体力活动与运动，只要坚持参与都是有益的。

运动量是提高有氧能力 / 最大摄氧量的关键，直接关系到最大摄氧量的增加。运动量受运动的强度、持续时间和频率等三个因素的共同影响。强度即锻炼者的努力程度，频率指锻炼者在一周内锻炼的次数，持续时间指一次锻炼的时间。运动量越大，最大摄氧量增加的幅度也越大，该原则同样适用于 75 岁以上年龄较大的老年人，只是年纪很大的老年人可能不会像他们在年轻时候那样，表现出显著性提高。更为重要的是，有证据表明不同性别的人参与运动，带来有氧能力的变化是不同的，特别是在运动增加摄氧量上，女性似乎显得比男性更敏感。此外，心脏、肺、血管、中枢神经和肌肉系统这些生理机制导致最大摄氧量的变化在老年男性和女性中也可能具有一定的差异性。最近的研究表明，有氧运动与力量训练相结合能够提高男性老年人的有氧能力[1]，循环训练也具有同样的功能。

（六）提升老年人体质健康的措施

1. 建立老年体质监测站或监测点，为老年人开具运动处方

国民体质监测中心可以以老年人体质监测为试点，在各区建立老年体质监测站或监测点。政府和体育行政部门应以政策的形式，由政府出资、体育行政部门负责统一管理的方式在各区建立老年体质监测站或监测点，免费或以较低的价格向老年人开放，或与单位挂钩为老年人服务，同时也可以作为政府或单位为老年人提供的一项较为实惠有效的福利措施。各基层老年体质监测站或监测点的主要任务就是对该区内居住的老年人的体质进行测试和评价，同时为老年人开具运动处方，使他们能够通过适当的体育运动和身体锻炼促进体质的提高，延缓身体机能的退化，此外还可能定期组织一些讲座，提高和增加老年人保健意识和保健知识。这不仅可以在本质上提高老年人的生活质量，使老年人带病期减少，进而增加健康长寿期，而且对于减少社会和家庭的医药负担等具有重大的现实意义。我们知道生老病死是存在于生物间的客观规律，人在成年之后，随着年龄的增长，身体结构和功能就出现进行性衰退，这是不可抗拒的自然规律，老年人的体质是一个不断变化的过程，因此老年人定期监测体质状况做到早预防、早发现、早治疗，让老年人时刻掌握

---

1. Karavirta L, Tulppo MP, Laaksonen DE, et al. Heart rate dynamics after combined endurance and strength training in older men. Med Sci Sports Exerc. 2009;41(7):1436-43.

自身的体质健康状况将具有非常重要的意义。另一方面，体育锻炼是强身健体、延缓衰老、延年益寿的良好手段。适宜的体育锻炼可以促进体内新陈代谢，保持和提高人体器官的功能。但实际情况是多数老年人并不知道怎样运动才是科学的，往往出现事与愿违的现象，因此成立一个专业机构，有针对性地为老年人开具运动处方非常有必要。此外，建立老年体质监测站或监测点还有助于建立老年体质健康数据库，可以更有效全面地了解老年人的体质健康水平，以便对其做出合理有效的指导。

2. 开发"老年人力资源"，建立老年知识交易所

随着"健康老龄化"的推进，对于个人而言要求进入老龄阶段的老年人自身能维持良好的生理、心理和社会变化的练习方法功能，身体功能障碍只在生命最后阶段很短暂的时间里发生，老年人以"无疾而终"为目标。据 1986 年 12 月"中国三省二市"老年人口 1% 的抽样调查的结果显示：在低龄老年人中，身体健康和较健康的占 80.9；中龄老年人中身体健康和较健康的占 73.8。这表明有相当一部分的老年人具有参与劳动的身体基础 [1]。另一方面，目前我国 1.2 亿 60 岁以上的老年人口中有 70% 是 70 岁以下的身体健康、有劳动能力的老人，但其中仍在就业的人数仅占 35% 左右，低于日本的 60%，也低于巴基斯坦和印度的 57% 和 58% [2]。这说明我国至少有近 35% 的老年人力资源没有得到很好地开发利用。从广州市的老年人口情况分析，大部分老年人在 70 岁以下，这其中有很多老年人的体质水平相当或高于部分成年人，这说明有相当部分的能够从事一定体力和脑力劳动的老年人力资源可供社会使用。其次，由于

---

1. 黄玉浓. 关于开展老年人自愿互助活动的一些思考. 人口研究. 1996. 4：54.
2. 万克德. 中国老年人力资源开发利用程度分析. 人口学刊. 1998. 2：31-34.

我国退休制度存在着缺陷，使受过高等教育的劳动者的平均工作年限缩短，使国家损失一部分劳动力资源。从劳动年龄来看，世界各国法定的劳动年龄下限多集中在 14-16 岁，我国男子 16 岁，女子 15 岁。由于现代社会经济增长依靠技术进步，生产的技术含量不断增加，对劳动者的技术文化素质的要求越高，人们受教育年限不断增长，实际开始劳动的年龄上移，因此在目前退休年龄不变的情况下，势必使一些受过高等教育、有着渊博的知识和丰富的工作经验的劳动者提前退出社会劳动舞台。如果对这部分人力资源不加以充分利用的话，无疑是对社会资源的浪费。目前鉴于推行"推迟退休年龄"有困难的情况下，要想更好地发挥"老年人力资源"，建议广州市在人才交流中心开设老年人力资源供需见面会或老年知识交易所，为老年人提供一个再就业和为社会再贡献的机会。但老年人在再就业时必须要拿到再次工作的上岗资格证，即到指定的体质监测点或监测站进行体质测试，体质达标者才能被允许再就业，其目的是为确保体质健康，同时也证明自己有从事劳动的能力。鉴于老年人的体质变化较快，所以建议这种上岗资格证的有效期为 1 年。

3. 开展社区老年服务机构

有资料显示，目前我国 60 岁以上的老年人平均预期寿命为 18 年，而平均预期带病期大约为 13 年[1]，也就是说老年期已不再是一个短暂的尾声。根据调查，中国城市 65 岁以上老年人患病率为 60.3%[2]，预计到 2000 年平均预期寿命将提高到 71.2 岁，2050 年达

---

1. 北京市老年学会（家庭养老与社会化服务）课题组. 市场经济条件政的家庭养老与社会化服务. 人口研究. 1996.7:48.
2. 周君玉. 发展社区老年服务事业的社会意义. 南方人口. 1999. 3：34-35.

到 80 岁 [1]；据一项调查显示，老年人患病率指数为 0.6215[2]；这些都将导致带病时间的延长，而这种状况对于社会、家庭和个人无疑都是痛苦的。与此同时，家庭结构向四二一型转变，子女负担加重不可能有大量的时间和照顾老人，这必然使我国养老形式从传统的家庭养老向家庭养老和社会养老相结合的方向转变，将部分的养老负担移向社会。此外，开展为老服务业，不仅可为创造就业机会提供一条渠道，而且对实现企业经营机制的转变及政府职能的转变也有一定的积极作用。建议当一个社区 60 岁或 65 岁以上老年人口比例达到该社区人口的 10% 或 7% 时，政府应强制建立社区老年服务机构，主要提供老年应急服务、定期体检、老年护理等服务项目，以缓解家庭和社会的负担。政府有关部门应明确管理部门，在用人制度、管理方法上制定具体实施细则，建立一支具有一定规模、人员素质较高的稳定护理队伍。

1. 张红. 推迟退休年龄对我国未来人口抚养比的影响. 南方人口. 1999. 1：52-56.
2. 陈小月. "健康老年化"社会评价指标的探索. 中国人口科学. 1998. 3：51-56.

第三章

运动健康促进

　　健康是促进人的全面发展的必然要求，是经济社会发展的基础条件，是民族昌盛和国家富强的重要标志，也是广大人民群众的共同追求。我们党从成立起就把保障人民健康同争取民族独立、人民解放的事业紧紧联系在一起。改革开放以来，我国卫生与健康事业加快发展，医疗卫生服务体系不断完善，基本公共卫生服务均等化水平稳步提高，公共卫生整体实力和疾病防控能力上了一个大台阶。经过长期努力，我们不仅显著提高了人民健康水平，而且开辟了一条符合我国国情的卫生与健康发展道路。

　　2016年8月，我国首个研究老年运动健康问题的国家级专业学术团体——中国老年学和老年医学学会运动健康科学分会在上海体育学院成立。中国老年运动健康科学分会的成立与中国卫生与健康高规格大会的主题遥相呼应，积极响应中央"把人民健康放在优先发展战略位置"的思想。参加本次成立大会的都是来自全国各大体育院校、体育科研机构、师范院校体育系院、综合大学体育部、医疗机构及其它大学、科研机构从事运动健康科学研究的人员，共有 82 人当选为首届理事会成员，充分体现了体医结合的运动健康促进的思想。

一、健康促进

（一）健康促进内涵

健康促进（health promotion）一词早在 20 世纪 20 年代就出现于公共卫生文献，近 10 多年来才引起广泛的重视。随着健康促进在全球的飞速发展，其内容范围不断扩大，出现了对健康促进的不同定义，但目前国际上比较公认的有两个。其一是 1986 年在加拿大渥太华召开的第一届国际健康促进大会发表的《渥太华宪章》中指出的："健康促进是促使人们提高、维护和改善他们自身健康的过程。"这一定义表达了健康促进的目的和哲理，也强调了范围和方法。另一定义是劳伦斯·格林（Lawrence W. Green）教授等提出的："健康促进是指一切能促使行为和生活条件向有益于健康改变的教育与生态学支持的综合体。"其中所提的教育是指健康教育，生态学是指健康与环境的整合，其主要特征是人类物质社会环境和与其健康息息相关的自然环境。健康与环境的整合需要通过跨部门的合作来完成。在健康促进规划中特别强调创造支持性环境。在这一定义中，健康教育在健康促进中起主导作用，这不仅是因为健康教育在促进行为改变中起重要作用，而且它对激发领导者拓展健康教育的政治意愿、促进群众的积极参与以及寻求社会的全面支持、促成健康促进氛围的形成都起到极其重要的作用，没有健康教育也就没有健康促进。政府的承诺、政策、法规、组织和环境的支持以及群众的参与是对健康教育强有力的支持。如果没有后者，健康教育尽管能在帮助个体和群体改变行为上做出努力，但显得软弱无力。

综上所述，健康促进的概念涵盖的范围是非常广的。健康促进是新的公共卫生方法的精髓，是"健康为人人"全球战略的关键要素。健康促进的内涵应体现在以下几方面：（1）健康促进涉及整个人群的健康和生活的各个层面，而非仅限于疾病预防；（2）健康促进直接作用于影响健康的各种因素，包括社会行为、生态环境、生物因素和卫生服务等；（3）健康促进是运用多学科、多部门、多手段来增进群众的健康，包括传播、教育、立法、财政、组织改变、社区开发以及当地群众自发的维护自己健康的活动；（4）健康促进的工作主体不仅仅是卫生部门，还有社会的各个领域和部门；（5）健康促进强调个体、家庭、社区和各种群体有组织的积极参与；为了增进健康，我们必须促进社会公平与平等，而这需要组织机构的改变和社会的变革；（6）健康促进是建立在大众健康生态基础上，强调健康—环境—发展三者的整合。

（二）健康促进理论的产生

1978 年 9 月，世界卫生组织和联合国儿童基金会召集了有一百多个国家的代表，同世界卫生组织、联合国儿童基金会建立正式联系的专门机构及非政府组织的 67 名代表来到前苏联哈萨克共和国（现哈萨克斯坦共和国）首府阿拉木图，参加国际初级卫生保健会议。会上明确了初级卫生保健的概念，交流了发展经验，并发表了全球卫生工作具有重要里程碑意义的《阿拉木图宣言》。宣言中提出的初级卫生保健内容和策略，可以认为是健康促进理论的雏形。

1986 年 11 月，世界第一届健康促进大会在加拿大渥太华召开，会议发表了世界第一届健康促进大会宣言——《渥太华宪章》，《渥太华宪章》的发表，标志着健康促进理论的建立，使健康促进在全球迅速得到发展。

（三）健康促进的发展

1. 20 世纪 90 年代健康促进的发展

1991 年在瑞典的松兹瓦尔召开的第三届全球健康促进大会，主题是创造健康的支持环境。与健康领域发展相呼应的是公众对于全球环境恶化关注的与日俱增。世界环境和发展委员会在它的报告"我们共同的未来"中清楚地表达了这种忧虑，它对于迫在眉睫的如何持续发展的问题提出了一种新视野。会议号召全世界的人民积极行动起来，创造一种对健康更为支持的环境。将今天的健康和环境问题综合考虑时，大会指出，当今成百万的人民居住在极其贫困和日益恶化的环境中，既威胁到他们的健康，又使得 2000 年人人享有卫生保健的目标难以实现。要根本解决此问题，必须使环境，包括物质环境、社会经济环境和政治环境等都能有助于健康，而不是有损于健康。

第四届全球健康促进大会于 1997 年在印度尼西亚首都雅加达召开，会议主题是"新世纪中的新角色：健康促进迈向 21 世纪——面临发展健康的国际策略的紧要关头"。第四届健康促进大会是第一次在发展中国家召开的，也是第一次有私人部门参与支持健康促进。它也提供机会以阐明什么是有效的健康促进，再次检验了健康的决定因素并确定面向 21 世纪健康促进挑战所需的方向和策略。

（1）提高对健康的社会责任感。决策者必须明确承诺社会责任，官方和私人部门必须通过政策和实践以促进健康。

（2）增加健康发展的投资。提高对健康发展的投资确实需要采用多部门的方法，包括增加教育资源、住房以及卫生部门的投资。加大对健康的投资和调整现有资源的分配——国家内和国家之间，才能有潜力积极推动人类发展，提高健康和生活质量。

（3）巩固、扩大健康领域中的伙伴关系。伙伴关系是指通过分享健康的专业知识、技能和资源以达到相互得益。

（4）提高社区能力并赋予个体权利。健康促进需要由群众自己执行，并与群众一道共同开展，而不是居于群众之上，或居于群众之外。它增强个体和群体、组织或社区开展活动的能力，以影响健康的决定因素。

（5）保证健康促进所需的基础设施。为保证健康促进所需的基础设施，地方、国家和全球的资金新机制必须建立。必须发展鼓励机制以影响政府、非政府组织及教育部门和私人机构的行动，以保证最大限度地动员社会资源用于健康促进。

2.21 世纪以来健康促进的发展

2000 年在墨西哥召开了第五届全球健康促进大会，本届会议的主题是"健康促进——建立公开的桥梁"。大会围绕健康促进的成就与挑战、健康促进的公共政策、社会对健康的责任和调整卫生服务方向 4 个方面进行了大会交流。技术性会议围绕面向 21 世纪健康促进的 6 个优先领域，即强化健康促进的证据，强调社会对促进健康的责任；加强社区和个人能力建设；增加用于促进健康的投入；发展健康促进工作的基础体系；重新调整卫生系统和卫生服务等进行了大会交流及讨论。会议表明健康促进涵盖的疾病预防与控制、社会改革与稳定、政策与环境、精神卫生、预防暴力、妇女维权、社区建设等等，已远不是卫生部门本身所能完成的。正如 WHO 总干事布伦特兰博士在开幕词中指出的，健康促进是从获得知识到采取行动的过程，是全社会的责任，需要多部门更加积极和广泛地参与，其目的是不断提高人类的健康水平和生活质量，开展健康促进工作，必须结合本国国情和本地区卫生工作的重点。政府重视，多部门合作对健康促进工作至关重要。

第六届全球健康促进大会于 2005 年 8 月在泰国曼谷举行，大会主题是"政策与行动伙伴：解决健康的决定因素"。会议通过了《曼谷宪章》，宪章进一步强调健康促进以基本人权为基础，倡导在没有任何歧视的条件下，享有应有的健康标准是每个人的基本权利；"宪章"还进一步指出，健康促进是公共卫生的核心功能；要把促进健康列为全球发展中心地位，把促进健康作为所有政府部门的基本责任；把促进健康作为社区和民间社会重要的关注点；把促进健康作为一项良好合作实践的要求，从而实现健康为人人的目标。

3. 健康促进的发展趋势

随着健康促进在全球的飞速发展，它所体现出来的重要性越来越受到全世界人民的重视。健康促进已经逐步渗入到卫生工作的各个领域之中，它对提高人类的健康水平发挥了积极的作用，并取得了显著的效果，但健康促进依然是人类面对的一个重大课题，健康促进的任务依然十分艰巨。

（1）健康促进的"整合模式"

目前，国际上已有人提出健康促进的第四代"整合模式"，即将健康促进工作整合到整个日常工作管理系统中统筹安排，以确保支持环境的形成和效果的可持续性。但综观国际健康促进发展趋势来看，可以归纳为：

①健康促进将超越单纯疾病控制的范围，将进一步扩展为对影响健康的以环境因素为主的、以社区为基础的综合性多因素干预模式；

②健康促进将更强调健康是一种个人和社会的责任，而建立和维持健康不再仅仅是卫生部门的任务，还是属于全社会关心的系统工程，应建立多部门合作的机制，建立广泛的伙伴关系，组成强有力的大联盟并动员最大限度的全社会参与；

③针对性强的诊断、严密可行的设计、多方位的综合干预、科学的评价以及疾病与疾病危险因素的全程监测等将是疾病控制健康促进工作必不可少的五个关键要素。

（2）对人口老化引发问题的研究

据联合国统计，1950年全球大约有60岁以上的老年人2亿，1975年上升到3.5亿，到2000年增加至5.9亿，预计到2025年可达11亿。那时全世界老年人将占世界总人口的13.7%。老年人不断增加必然带来许多的问题，主要是慢性非传染性疾病。预测今后肺癌、冠心病、脑卒中、慢性阻塞性肺病以及意外伤害等疾病的发生率和死亡率将会有不同程度的增加。人口老化是人类发展一种不可抗拒的趋势，但我们可以通过健康促进去降低上述疾病的发生，提高老年人的生命质量。

（3）对"新型传染病"所引发问题的研究

所谓"新型传染病"是指通过不良行为、生活方式，如吸烟、酗酒、缺乏体育锻炼、情绪过度紧张、不良性行为以及环境的污染引起的各种疾病。这些疾病可以通过不同的方式传播，其危害是很大的。例如性病在20世纪的六、七十年代在我国曾一度销声匿迹，近二三十年来，其发病率剧增。随着经济的不断发展，人们的物质生活水平日益提高，但许多人不注重膳食的平衡，营养比例失调，导致引起像肥胖、高血压、高血脂和冠心病等的日益增加。对于缺乏必要的营养卫生知识以及各类健康知识的问题，必须加强健康促进的宣传。

（4）领导体制的问题

健康是政府的行为，搞好社区健康促进的关键就是要把健康促进纳入社区政府的议事日程，因为只有政府的领导，才能有利于加强政府对卫生事业的领导；有利于协调社区各部门的合作；有利于开拓社区资源；有利于有效地动员群众的积极参与；有利于推动卫生体制的改革；有利于将卫生发展纳入社会经济发展规划；有利于促进社区精神文明建设。当前由于种种原因，领导体制还不完善，这是开展健康促进的主要障碍。初级卫生保健和健康促进都特别强调公正、平等地享有健康和卫生资源，多部门合作和群众参与，所有这些都需要有政府的组织才能实现。如果我们要对这些发展作出有效的反应，理顺和完善领导体制是必要的。

（四）健康促进的任务

第一届健康促进国际会议于 1986 年 11 月 21 日在加拿大渥太华召开并发表了《渥太华宪章》，宪章提出了健康促进的 5 大任务：即制定健康的公共政策，创造支持性环境，强化社区行动，发展个人技能，调整卫生服务方向。

1. 制定健康的公共政策

健康的公共政策，是指所有政策领域都必须考虑到健康、和平，并对人民健康负有责任。制定健康公共政策的主要目的是创造支持性环境使人们能够健康地生活。因此，这些政策应当使人们有选择并维护健康的权利，有利于创造一个增进健康的社会环境和自然环境。为达到这个目的，除卫生部门外，农业、贸易、教育、工业、交通等有关部门都有必要把健康作为所制定政策的一部分进行研究，并切实对此负起责任。政府对健康负责是制定健康公共政策的必要条件。制定健康的公共政策，需要国家、地区和地方的各级政府共同采取行动。地方性和全国性的健康公共政策同样重要。团体、企业、非政府组织和社区组织应当建立促进健康的联盟，共同为健康行动提供动力。

2. 创造支持性环境

健康支持环境，首先，是改善社会生活环境，包括促进生活方式、社会规范、生活习惯、社会关系、文化传统、价值观、心理状态、工作精力、工作环境、舆论环境等因素的改善。其次，是改善政治生活环境，包括民主决策、将责任和资源下放、充分维护人权与和平、合理分配资源等。再次，是促进经济保障，包括促进健康资源的开发与利用、建立稳定的资源保障机制、提供安全适用可靠的技术等。最后，是充分发挥妇女的作用，包括减轻妇女的社会负担，强化针对妇女的健康教育，发挥她们在促进健康工作中的作用等。

创造支持性环境需要推行四个公共卫生行动策略。一是部门协调，加强卫生和其他部门在健康促进工作中的支持与配合；二是社会动员，特别是动员妇女参与创造健康支持环境工作；三是运用政策、教育等手段，使社区和个人参与创建健康环境；四是在创建健康支持环境过程，关注各部门、各类人群的利益。创造支持性环境过程必须认识健康、环境和人类发展是不可分割的，发展必须首先包含人类生命质量的提高和健康状况的改善，同时保证环境的可持续性发展。

3. 强化社区行动

健康促进工作是通过具体和有效的社区行动，包括确立优先、做出决策、设计策略及其执行，以达到更健康的目标。在这一过程中核心问题是赋予社区以当家作主，积极参与和主宰自己命运的权利。社区开发在于利用社区现有的人力、物力资源，以增进自我帮助和社会支持并形成灵活的体制，促进公众参与卫生工作和指导卫生工作的开展，这就要求充分、连续地获得卫生信息和学习机会以及资金的支持。

4. 发展个人技能

健康促进通过提供信息、健康教育和提高生活技能以支持个人和社会的发展。这样做的目的是使群众能更有效地维护自身的健康和他们生存的环境，并做出有利于健康的选择。促成群众终生学习，了解人生各个阶段和处理慢性疾病和伤害是极为重要的。学校、家庭、工作场所和社区都有责任这样做。这种活动需要通过教育的、职业的、商业的和志愿者团体以及在这些机构内部来完成。

5. 调整卫生服务方向

健康促进在卫生服务中的责任是要求个人、社区组织、卫生专业人员、卫生服务机构和政府共同承担。他们必须在卫生保健系统中共同工作以满足健康的需求。卫生部门的作用不仅仅是提供临床与治疗服务，还必须坚持健康促进的方向。卫生服务需要扩大委任权力，这种权力是接受的并尊重文化的需求。该委任权力支持个人和社区对更健康生活的需求，并开放卫生部门和更广泛的社会、政治、经济和物质环境部门之间的渠道。调整卫生服务方向也要求更重视卫生研究及专业教育与培训的转变。这就要求卫生服务部门态度和组织的转变，并立足于把一个完整的人的总需求作为服务对象。

（五）健康促进的主要策略

1990年，WHO在日内瓦发表了《行动起来: 发展中国家的健康促进》的文件，提出健康促进应力求通过三个主要策略促进健康的发展。

政策倡导。按传统的定义，卫生部门和非卫生部门对卫生需求和有利于健康的积极行动负有责任；倡导激发群众对健康的关注，促进卫生资源的合理分配并保证健康作为经济和政治的一部分；倡导卫生及相关部门去满足群众的需求和愿望；倡导支持环境和提供方便，使群众更容易做出健康选择。

发展强大的联盟和社会支持体系。以保证更广泛、更平等地实现健康目标；通过立法鼓励把健康的生活方式作为社会规范并促进个体与集体的健康行动。

给群众以正确的观念、知识和技能。促使他们能够明智、有效地预防疾患和解决个人和集体的健康问题。

二、运动与健康促进

健康是生命的象征，幸福的保证。人人需要健康，向往长寿，因为健康有利于你我他。人的健康受到多种因素的影响，但运动对健康的影响最大，法国思想家伏尔泰有句名言"生命在于运动"，我国也有许多有关的谚语，如"强身之道，锻炼为妙"，"长流的水不腐，常练的人健康"等等。现代医学和体育科学的研究也表明，体育锻炼是增进健康的法宝。

（一）运动与健康

世界卫生组织有关专家结合当今人类的健康特征与疾病危害趋势，明确指出，久坐不动是导致疾病与死亡的最终原因，是当今最不合理生活方式的重大内容。据 WHO 发布的材料指出："缺乏体力活动是疾病和残疾的主要原因。"布伦特兰博士在世界卫生日之际指出，缺乏足够的体力活动对人体健康能够产生严重的后果，全球每年约有 200 万人因此而失去生命。因此，WHO 要促进人们重视体力活动，并告诫人们久坐不动的生活方式已成为全球 10 个重要致死和致疾的原因之一。世界卫生日每年都在 4 月 7 日举行，借此提醒人们当前最应关注的公共卫生问题。WHO 正在促进健康、积极、无烟的生活方式，其目的在于预防因不健康和久坐不动生活方式所导致的疾病与残疾。久坐不动生活方式可增加所有疾病的死亡率，加倍增加心血管疾病、糖尿病和肥胖症的危险。另外也增加直肠癌、高血压、骨质疏松、脂类代谢失调，抑郁和精神苦闷。根据 WHO 的资料得知，生活在发达国家和发展中国家的人群中有 60%-85% 的人处于久坐不动的生活方式，从而构成目前人们对其严重性尚未充分认识的公共卫生问题。一般估计，约有 2/3 的年轻人运动不足，这对他们未来健康的影响是严重的。体育活动不足，吸烟，饮食不当，将会急剧增加心血管疾病、糖尿病和肥胖症的发生。与这些因素有关的慢性病是除次撒哈拉非洲以外各地区的主要病因，而 AIDS 等感染性疾病仍是次撒哈拉非洲的主要问题，这些慢性病很多是可以预防的。WHO 认为，在预防这些疾病方面的投资，将使有关国家和人民的生命得到拯救，并可获得卫生保健的资源。WHO 总干事认为，养成良好生活方式的习惯应从儿童时期开始，其中，包括规律地进行体育锻炼，合理的营养膳食。为此要求利用世界卫生日之际向学生父母和学校传播这一信息。WHO 特别强调，人们应更多参与体育锻炼，养成良好积极的生活方式。2002 年的世界卫生日号召个人、家庭、社会和政府决策人士采取行动，为健康做更多的体育锻炼。WHO 建议采取的措施中包括每人参加适度的体育活动，戒烟和平衡膳食为此要改变个人的生活方式，需要政府部门创造有利于人民健康的支持性环境。地方当局应采取的措施有实行保障步行者和骑自行车安全的交通政策，禁止在大楼和公共场所内吸烟，修建公园、运动和社区活动中心，以及在学校、社区和保健中推动社会活动规划。

为何要运动？几乎每个人都会这样回答：运动有益于健康。事实表明，参与有规律的运动锻炼会使你身体棒、感觉爽，精力充沛地完成各项工作和任务，体育锻炼的最大作用在于全面增进你的健康。但是一些不良的运动习惯或者动作不仅没有促进健康的作用，而且还会给人的身体健康带来危害。

（二）运动促进健康的作用

1. 增强心血管系统的功能

大量研究表明，参与规律运动的人，心肌纤维增粗，心脏收缩力增强，营养心脏的冠状动脉血管壁弹性增高，从而使心脏的供血得到改善，使心脏功能增强。这样可预防或推迟心血管疾病，如动脉硬化、高血压、冠心病等发生。

有规律地进行 3 个月或更长时间的有氧训练，能够降低静息心率，并且在体力活动时心脏负荷更轻。有规律地参加有氧运动的人会发现在进行最大强度身体活动时，血压上升幅度变小；抗阻训练则可有效改善血流，促进生化和血流动力学改善，与久坐少动人群相比，心肌保护（如健康的胆固醇水平）能力提高。

2. 改善呼吸系统的功能

经常参加运动，呼吸肌可能变得强壮有力，吸气时胸廓充分扩张，使更多的肺泡张开而吸入更多的氧气；呼气时胸廓尽量压缩，排出更多的二氧化碳和废气。通过长期的锻炼，人的呼吸变成深而慢，使呼吸肌得到充分的休息。呼吸功能的改善，可使人体维持旺盛的精力，从而推迟身体的老化过程。

3. 提高消化系统的功能

人在运动中会增强体内营养物质的消耗，使整个机体的血液循环加速，新陈代谢旺盛，从而提高食欲；还会促进胃肠蠕动，消化液分泌增加，吸收增加，改善肝脏的功能，从而使整个消化系统的功能得到提高，为人的健康和长寿提供良好的物质保证。

4. 改善神经系统的功能

运动时各部分肌肉有规律而协调地收缩，对神经系统是一个很好的锻炼，使机体灵活，动作迅速，精力充沛，使机体保持良好的防御机能。科学家研究证明，经常参加体育锻炼能增强体质，减少疾病，促进健康，运动可使人体血液畅通，新陈代谢旺盛，使身体的各个器官的互相联系更加密切而协调，还能使大脑的紧张状态得到缓和，提高大脑的工作效率。

5. 改善骨骼系统的功能

经常运动可使肌纤维变粗而坚韧有力，其中所含蛋白质及糖元等的储备量增加，血管畅通，血液循环及新陈代谢改善，动作的耐力、速度、灵活性、正确性都增强。肌肉附着于骨骼，经常运动会改善骨骼的血液循环和代谢，使骨外层的密质增厚，骨质更加坚固，延缓骨质疏松和脱钙等老化过程，从而提高了骨骼系统抗折断、弯曲、扭转的能力。

众多整合研究表明，抗阻训练与有氧运动对不同年龄段的男性与女性的骨骼密度都产生积极影响。多数研究以女性为对象主要是基于女性骨骼健康的增龄性退化的特征。现已发现，每周参加 3 天或以上的低强度体力活动（如休闲步行、一些类型的社交舞），对于老年女性骨矿物质密度的影响有限。但是，这些活动可能有助于预防其他与年龄相关的问题。而较高强度的体力活动（如快走、负重行走、慢跑、跑步和步行上下楼梯）对于老年女性骨矿密度的影响更为显著。研究还表明，相对于未进行训练的老年人，抗阻训练，尤其是高强度抗阻训练，对于骨矿密度有着更为积极的影响。

6. 增强身体活动能力，延缓衰老

人类老化的主要特征之一是身体活动能力的逐步衰退，尤其是60岁以后，身体活动能力的退步尤为明显。有句谚语："老年勤锻炼，拐杖当宝剑。"事实表明，有规律的体育锻炼能使老年人身体活动能力的退化减慢。

有关体力活动对身体功能和日常生活活动良性影响的研究也很多。许多临床医生发现抗阻训练似乎对日常生活相关的身体功能有积极影响，大多数健身业内人士也予以认可。然而，仍需要更多的研究来完全验证参加各种体力活动、各种身体功能和日常生活活动之间的关系。最近研究显示，尤其对于那些75岁以上的人来说，参与广义上的休闲体力活动对于延长寿命和保持健康生活密切相关。日常生活中相关身体功能的改善幅度取决于日常习惯性的体力活动，且体力活动受益是不受其他因素影响的。此外，新的研究表明，定期参与有氧运动（特别是步行）能够降低老年人的慢性疾病发病率，而任何慢性疾病致病因素及患病症状的减少都会对日常生活活动有积极的影响。

7. 控制体重与改变体型

众所周知，过分肥胖会影响人的正常生理功能，尤其是容易造成心脏负担加重，寿命缩短。如果一个人的皮下脂肪超过正常标准的15-25%，那么他的死亡危险率会增至30%。俗话说："长练筋长三分，不练肉厚一寸。"由于体育锻炼能减少脂肪，增强肌肉力量，保持关节柔韧性，故可以控制体重，改善体形和外表。

8. 促使皮肤健康

运动能增加皮肤的血液循环，促进新陈代谢，提高皮肤感觉的灵敏度，加强皮肤如毛孔、汗腺、皮脂腺等对冷热刺激的变化的练习方法能力，从而增强人体的防御能力及免疫力。

（三）运动引起的健康问题

1. 过度运动

运动能提高机体的免疫能力，尽管已被众多的研究所证实，但当机体进行过度运动时，其免疫机能就会发生不同的变化。过度运动包含两方面的含义：一是运动负荷超过人体的承受能力，机体在精神、能量方面过度消耗，导致免疫机能下降；二是指人体在身体机能正常情况时所承受的运动量和强度，当身体的某些机能发生改变时，如连续大运动量训练时恢复手段无效、营养不良、情绪突变和思想波动等，使正常的负荷变成超量负荷，从而使主动运动变成被动应激。

科学家们注意到，持续性的过度运动会使身体面临更大的受伤风险。人在过度运动时比较容易感冒，而适度的中强度运动才能提高免疫力，对抗病毒或细菌的感染。加拿大多伦多大学的研究人员表示，每周进行 3 次有氧运动对提高免疫能力最为合适；如果每周进行 5 次以上的有氧运动，反而会让免疫力下降。

2. 运动损伤

运动损伤是指在体育运动过程中所发生的各种损伤的统称，它不仅见于初参加锻炼的运动新手，更多见于从事专项训练的运动员。在竞技体育中，发生的损伤不仅影响运动员的训练和比赛，严重时则可大大缩短运动员的运动生涯，甚至引起残疾和死亡；在学校体育和群众体育中，发生的损伤则不仅影响人们的健康、生活、学习和工作，还可给人们造成不良的心理影响，妨碍体育运动的开展。

引起运动损伤的原因有两大方面的因素：一是运动者自身的因素（内因），如性别、年龄、先天的解剖生理弱点、身体条件和遗传特点的限制以及心理素质等诱因。二是运动者外部的因素（外因），包括训练项目、训练方法、运动量和强度安排的合理性，医务监督情况以及场地、器材、服装和气候条件等。

（四）有益老年人健康的适宜运动

体育锻炼中适宜的运动控制十分重要。运动的确能增进人的健康，增强体质，但人们经常容易忽略体育锻炼中要根据个人的年龄、性别、生理、心理等身体条件和状况，选择适合的运动项目、运动方法、适度的运动负荷来进行科学锻炼。许多实验研究表明，过量的运动不但不能起到健身的效果，而且还会产生种种不良影响。但若运动量过小，也只能起"安慰"作用，不能达到应有的健身作用。只有适宜的运动才能有效地起到养生健身效果。适宜的运动应包括合理地选择体育锻炼项目，掌握适宜的运动负荷以及合理的运动方法，经常锻炼，持之以恒。

1. 运动项目

不同年龄、性别的人具有不同的生理和心理特点，不同健康水平和锻炼基础的人身体各器官系统功能活动水平不同。因此，体育锻炼的项目要符合锻炼者的身心特点，如少年儿童适宜于游戏、舞蹈、游泳、跳绳等运动；青壮年则适宜于跑步、游泳、球类、武术、自行车运动等等；中老年则适宜于慢跑、太极拳、气功、健身操等等；而对于一些有某些疾病的人，则应采用具有专门作用的锻炼项目才能收到较好的效果。

根据锻炼目的的不同，锻炼项目一般可分为以下几种：发展心肺功能，可采用慢跑、游泳等；发展力量素质，可以采用哑铃、拉力器、跳跃练习等；发展耐力素质，可以采用长跑、变速跑等；发展速度素质，可以用加速跑等手段；发展协调性和柔韧性则可采用武术、舞蹈等等。

2. 运动强度

衡量运动强度最常用的指标是心率，即每分钟心跳次数。因为心率在有氧运动范围内和代谢率密切相关，而且测定心率的方法也较简便易行。在运动中常计算 10 秒的心率，然后再乘以 6 用以代表 1 分钟心率。

确定适宜的运动强度的方法有很多种，其中靶心率是一种常用的方法。靶心率的计算方法如下[1]。

（1）计算你的最大心率。最大心率 =208-0.7 × 年龄

（2）测量你的安静心率。方法是在没有运动的前提下，静坐10 分钟后测量一分钟的心率。

（3）计算你的心率贮备。心率贮备 = 最大心率 - 安静心率

（4）确定你的运动强度水平，计算靶心率。运动强度通常分为初级、中级或高级，初级强度确定为 40-60% 心率贮备，中级为60-80% 心率贮备，高级为 80% 以上的心率贮备。

举例：王女士今年 71 岁，她安静时心率为每分钟 76 次，没有系统运动的经历。

① 71 × 0.7 = 49.7（四舍五入为 50）

②最大心率：208 - 50 = 158

③心率贮备：158 - 76 = 82

---

1. Nancy L. Naternicola. Fitness Steps to Success. Human Kinetics：2014：66.

④最低强度水平为 40% × 82 = 32.8（四舍五入为33），33 + 76 = 109

⑤最高强度水平为 60% × 82 = 49.2（四舍五入为49），49 + 76 = 125

⑥王女士的靶心率范围应为每分钟 109 到 125 次。

*注：王女士运动强度应为初级，所以运动强度水平最低为 40% 心率贮备，最高 60% 心率贮备。

3. 运动时间

运动持续时间、运动量与运动强度是相互影响的，如一般认为小强度运动必须量大一些，时间稍长些。运动强度与持续时间共同决定运动量，如需增加锻炼的总量时，首先是考虑增加运动的持续时间，然后才是增加运动强度。总运动量确定后，运动强度较大则持续时间应较短；运动强度低时则持续时间应较长。前者适合于年青体力较好者，后者适合于老年或体力较弱者。

4. 运动频率

运动频率指每周参加运动的次数。每周锻炼的次数也要根据人体的各种因素来决定，但每周不少于 3 次为宜。如果工作比较轻松、时间比较充足，也可以每天锻炼。但切不可没有计划性，高兴时每天锻炼，情绪不好时每周锻炼 1-2 次，甚至一次也不锻炼，这样会前功尽弃，功亏一篑。为此，一定要保证有足够的运动频率，才能达到锻炼的目的。

（五）运动疗法对疾病恢复的重要作用

运动疗法也称医疗体育，是指应用运动为手段，根据不同人群以及疾病的特点，选用合适的运动方法，确定适合的运动负荷，进行有针对性的治疗。它可由被治疗者本人进行各种体育活动，也可在治疗人员的帮助下或应用某些设备进行特定运动。其目的在于增强体质，预防各种继发性功能障碍的发生，治疗因各种疾病所引起的各种功能障碍，尽快提高和促进患者各种功能恢复，提高生活质量。各种创伤和疾病在急性期过后，特别是在恢复期或慢性疾病过程中，如果缺乏功能运动，对疾病的愈后及机体功能的恢复是非常不利的，因而适时而恰当地应用运动疗法是非常必要的，特别是早期，及时地进行运动疗法，不仅缩短康复期，而且能够充分发挥患者主动调节机体功能的作用，并使伴随疾病创伤过程所带来的有害于机体、情绪、社会和就业能力方面的障碍得到消除或减轻。因此，运动疗法日益受到人们的重视，已较快地发展成为一门医学科学分支。

运动疗法在疾病的恢复过程中，通过神经反射机制，神经—体液调节机制和机械作用等对患者全身和局部产生良好的生理效应，来促进组织结构和生理活动功能的恢复，以形成暂时性的和永久性的功能代偿机制。

1. 提高中枢神经系统的调节机能

神经系统特别是中枢神经系统对全身器官起主要调节作用，同时各种外周器官（眼、耳、鼻、口、皮肤等）和本体感受器（关节、肌肉、肌腰、韧带等）的神经冲动的刺激和反馈，维持着中枢神经系统，特别是大脑皮层的兴奋性，从而维持其正常的生理功能。运动是重要的生理刺激，缺乏体力活动，可降低大脑皮层的兴奋性，引起相应的神经调节能力的减弱，造成机体内在平衡的失调，甚至形成某些疾病。

疾病又会明显地减低活动能力。不适当的过多卧床或休息，使运动器官、视觉、听觉及其他感受器传到中枢神经系统的冲动刺激显著减少，大脑皮层的兴奋性亦随之下降，结果大脑皮层对植物神经中枢的调节功能减弱，全身各系统及器官的生理活动机能也相应降低，形成恶性循环；而某些疾病还可在大脑皮层形成顽固兴奋灶，加重或干扰了大脑的调节能力，从而出现了与疾病本身无直接相关的植物神经功能紊乱、心肺功能减退、胃肠蠕动乏力、代谢失调等一系列症状，不利于健康发展，且易引起合并症。

运动疗法具有动静结合、以动为主的特点，可对神经系统有较好的调节作用：当大脑皮层功能障碍时，运动疗法的作用根据病因而异，如果大脑皮层存在病理性兴奋灶时，采用静止性练习，通过负诱导作用，建立良好性兴奋灶来消除病理性兴奋灶，消除病因，使机体功能恢复正常；若大脑皮层存在停滞性抑制病灶时，采用功能运动使大脑皮层兴奋扩散而减少或消除这种抑制病灶。当大脑皮层的兴奋过程和抑制过程之间失去平衡时，可选择适当的功能运动调整这种关系，如快速运动主要加强兴奋过程，而慢性重复性体力活动主要加强皮层抑制过程；多次短时间快速运动与慢速运动突然交替，既能加强兴奋过程，又能加强抑制过程，更加强了兴奋与抑制的转变过程。

2. 改善血液循环和新陈代谢

受伤和患病时，疾病会影响某些内脏器官功能，加上缺乏运动，整个身体机能活动处于很低水平，特别是血液循环系统功能的减退和新陈代谢功能失调，不利于健康的恢复。体疗锻炼能通过神经反射和神经体液调节，来改善全身血液循环和呼吸功能，改善新陈代谢和组织器官的营养过程，使整个身体功能活动水平提高，从而有利于疾病痊愈和康复。

对于损伤局部，由于肌肉的活动能改善血液、淋巴循环，加强组织的营养代谢过程，因而能加速炎症产物的吸收和损伤局部淤血的消散，促进组织再生和修复过程。曾经有人在运动实验中观察到：受伤的肌肉经过早期运动后，肌肉的损伤部分完全由肌肉组织填充而愈合，并且恢复了肌肉的弹性功能。另一些没有运动的动物在肌肉受伤后则由疤痕组织代替，而肌肉功能减弱。另一个韧带切断实验证明，虽然损伤的韧带都可以愈合，但是，运动的韧带细胞及胶原纤维排列有规律，似正常韧带结构，而不运动的韧带细胞及胶原纤维排列零乱。在骨折病变的临床观察中可以看到，早期采用运动疗法的患者，骨痂形成的时间比不进行锻炼者缩短了1/3，而且骨痂生长良好，新生骨痂很快就具有了正常骨组织的功能。

3. 维持和恢复运动器官和内脏器官的正常功能

运动疗法对运动器官产生的生理效应最明显。肌肉运动时，肌肉本身的血液循环首先得到改善；随之骨、软骨、韧带、关节囊等组织的血液供应量增加，从而改善了这些组织的营养，同时运动还可促进关节滑液的分泌，对改善关节囊及软骨组织的营养有着重要作用。运动器官的形态与功能有着密切的依存关系，完整而良好的组织形态是产生良好功能运动的物质基础，而功能运动的锻炼反过来可以促进组织结构更加完善；相反，组织形态的破坏直接限制了功能，而功能丧失反过来加重组织形态的进一步破坏，如骨折、脱位后，关节功能活动受到限制，长期固定可引起骨质疏松、软骨退行性变化、肌肉萎缩、关节囊挛缩，甚至发生关节面粗糙、关节间隙变窄和消失。适时而合理地进行医疗体育的功能运动，不但可以预防上述组织形态的不良变化，而且可以加速组织形态的恢复。

某些慢性疾病患者，由于长期卧床，直接影响各内脏器官、系统的功能，使其功能逐渐减退。运动疗法采用动静结合的方法，调节中枢神经系统的功能，进而促进其器官、系统功能的恢复。如静止性练功，用诱导和放松入静、气血运行等意念活动来调节神经系统，并通过神经体液的途径，影响人体各器官、系统的功能，从而逐渐纠正人体内部的病理状态；又如医疗体操、走、跑等活动，可增强心肌收缩力，增加心脏每搏量，提高心脏功能，同时可提高呼吸功能，增加肺通气量，改善胃肠功能，增进食欲，促进消化吸收，从而加强了整个机体的抗病能力，促进健康的恢复。

4. 发展机体代偿能力

运动疗法中的锻炼活动是由一系列条件反射所组成，正常动作正是通过不断反复的运动所形成和熟悉的。不运动会使复杂的条件反射消退，从而使动作生疏甚至遗忘，当由于损伤或疾病可能使身体某些器官功能发生严重损害、甚至完全消失时，人类为了生存，必然需要产生各种代偿功能，来弥补丧失的功能。运动疗法是促进代偿功能恢复的最积极措施，可以最大限度地发展代偿能力。如肺切除术后进行专门的呼吸锻炼，可使余肺膨胀完全，充填残腔；又如肋间神经麻痹后引起呼吸功能障碍，虽可用横膈呼吸来代偿，但通过有步骤的膈肌和腹肌锻炼，使代偿更为充分：当一侧肢体功能丧失后，对侧进行有计划地训练，可充分代偿患侧的功能。因此，运动疗法可以促进形成各种反射性联系，即能促进代偿功能的发展。

5. 发挥主观能动性，转化消极情绪

运动可改善人们的情绪，积极的情绪又可增强运动能力。由于疾病的影响和对疾病的不正确理解，病人常对治疗失去信心，极易导致精神抑郁，这种"负性"情绪可进一步削弱人体的机能。而积极主动的医疗活动，可以扭转不良情绪的影响。这是因为医疗活动可反射性地提高大脑皮层和下丘脑部位的兴奋性，而下丘脑是控制人体多种功能的中枢，其中包括"愉快中枢"，从而表现出兴奋愉快、乐观的情绪，并通过交感神经，产生营养性影响，改善机体物质代谢过程。同时当病人看到自己参加运动，并从中获益时，常能对治疗增强信心，有助于疾病的康复。

第四章
提升老年人体质健康的运动锻炼方法

大量的科学证据表明，有规律的体育锻炼能给所有年龄段和能力层次的人们带来巨大的健康收益，这些收益扩展在整个人生阶段。老年人应该有规律地参与体育锻炼，保持积极锻炼的生活方式的人能获得生理的、心理的、社会的，以及其他的各种好处。简单的说，体育锻炼给人提供了最大可能，去拓展独立自主的生命长度，减少疾病，提高中老年人的生活品质。然而，人们不难发现，很多老年人几乎对锻炼一无所知。很多老年人所曾接受的教育是一种很少讲到体育锻炼对健康的益处的文化。为此，本章为老年人介绍几种简单易掌握的运动方案，以便使老年人达到提升健康的目的。

一、平衡能力提升

以下练习动作可以改善练习者的站立和坐立时的平衡，这将降低老年人对下降的恐惧和减少跌倒的次数。同时，提高老年人的平衡能力，也能增加老年人的社会参与感，因为平衡能力增加后，老年人不再害怕步行等活动。为了让课程更有趣，以便让老年人了解改善平衡的重要性。这些练习动作可以单独进行，或者小组之间进行。

（一）三种姿态的平衡练习方式

练习者保持平衡站立 10-20 秒；通过直立站立并收紧腹肌来维持良好的姿势。（在练习者身旁放置一张椅子，但要告诉练习者尽量不要靠在椅子上）；刚开始的时候，练习者在练习每个站立姿势时可以睁开眼睛，慢慢地要求练习者闭上眼睛进行练习。

三种站立姿势分别是：1. 双脚并在一起站立；2. 双脚并一半站立，即一只脚的一半放置于另一只脚的前面（见下图左）；3. 脚跟接触脚尖站立，即一只脚的脚跟与另一只脚脚尖相接触。（见下图右）。见图 4-1。

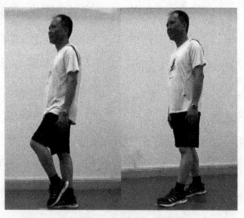

图 4-1　脚站立的姿势

（二）脚跟站立法

练习者双脚分开站立，双脚距离与肩距同宽，然后慢慢地将右脚脚趾放在左脚脚面上，保持 5-10 秒钟，右脚再回到之前站立的位置。左右脚进行交换，慢慢将左脚脚趾放在右脚脚面上。完成一次交换算完成一组动作，重复该练习动作 3-5 组。见图 4-2。

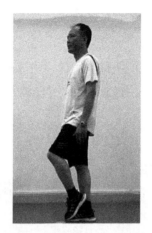

图 4-2　脚跟站立的姿势

（三）左右移动法

按以下顺序进行侧步移动：右，左，右，左，右，左；然后变换相反的方向侧步移动，即左，右，左，右，左，右。完成上述动作为一组，重复该练习动作 3-5 组。见图 4-3。

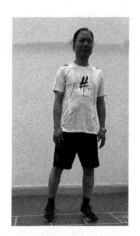

图 4-3　左右脚移动的姿势

（四）传递小球练习

练习者右手握住小球，依次从围绕自己的头部、胸部、腕部和膝部传递到左手，从右手传递到左手，然后练习者变换到左手握住小球，依次从围绕自己的头部、胸部、腕部和膝部传递到右手，完成上述动作为一组练习，重复练习上述动作 3-5 组。见图 4-4。

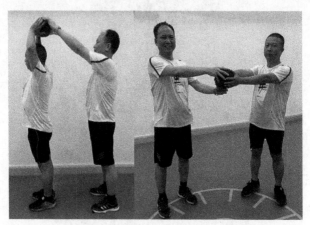

图 4-4　传球姿势（头上、胸前）

（五）交叉直线步行练习

练习者由脚跟过渡到脚尖往前直线行走 10 英尺（可以借助扶手或墙壁进行辅助练习）；然后变换方向，由脚尖过渡到脚跟往后直线行走 10 英尺；完成上述动作为一组练习，重复练习上述动作 3-5 组。见图 4-5。

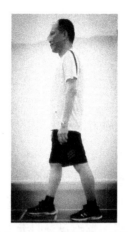

图 4-5 直线行走姿势

（六）用脚拼写字母或数字练习

练习者坐立在椅子上（双手可扶着椅子边缘），抬起右脚，腿部与地面保持平行，脚尖朝上，然后用足部依次拼写字母 A、B、C……或数字 1、2、3……；右脚完成后，再交换左脚进行练习，与上述动作要求一致。见图 4-6。

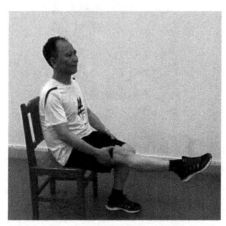

图 4-6 用脚写字母姿势

（七）同一直线团体平衡练习

确保练习者相互之间的距离足够靠近，以保证练习者在练习时的安全。

1. 头顶传球练习

第一位练习者将手上的球从头顶正上方往后传递给身后的第二位练习者，第二位练习者双手接到球后，然后将球从头顶正上方继续往后传递给下一位练习，依次往后传递，直至传递到最后一位练习者的手上；最后一位练习者再将球从头顶正上方往前传递给前面的练习者，直至传递到第一位练习者的手上，为该小组成员完成一组练习；各组成员重复练习该动作2-3组。这阶段的练习应确保参加者彼此足够靠近，安全地进行练习。见图4-7。

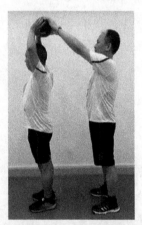

图 4-7 头顶传球练习

2. 胯下传球练习

第一位练习者将手上的球从胯部正下方往后传递给身后的第二位练习者，第二位练习者双手接到球后，然后将球从胯部正下方继续往后传递给下一位练习，依次往后传递，直至传递到最后一位练习者的手上；最后一位练习者再将球胯部正下方往前传递给前面的练习者，直至传递到第一位练习者的手上，为该小组成员完成一组练习；各组成员重复练习该动作 2-3 组。见图 4-8。

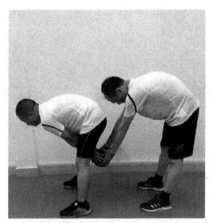

图 4-8　胯下传球练习

3. 头顶和胯下交替传球练习

第一位练习者将手上的球从头顶正上方往后传递给身后的第二位练习者，第二位练习者双手接到球后，然后将球从胯部正下方继续往后传递给下一位练习，依次交错往后传递，直至传递到最后一位练习者的手上；最后一位练习者再将球从头顶正上方或胯部正下方往前传递给前面的练习者，依次交错往前传递，直至传递到第一位练习者的手上，为该小组成员完成一组练习；各组成员重复练习该动作 2-3 组。见图 4-9。

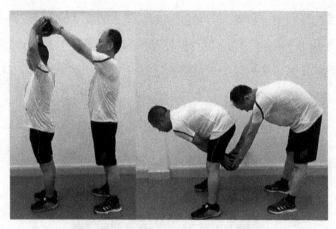

图 4-9　头顶和胯下交替传球练习

4.侧面传递球练习

所有练习者站立在一个圆圈的边上，第一位练习者双手抱球传递给右侧的第二位练习者，第二位练习者双手接住球，然后传递给右侧的下一位练习者，小组成员重复上述动作，依次向右传递，直至球传递到第一位练习者手上；然后变换传递方向，向左边传递。见图 4-10。

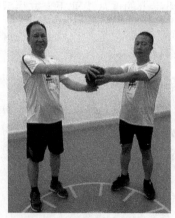

图 4-10　侧边传球练习

（八）小组平衡练习

1. 传递托盘练习

练习者将手上的空盘传递给右手边的练习者，慢慢地在空盘内增加物体和重量。然后继续传递给下一位练习者，直至传递给最后一位练习者时，进行反方向传递，即最后一位练习者传递给左手边的练习者。

2. 正面拾取物品练习

在每个练习者面前放置六个小物体，如塑料块、骰子或钢笔。练习者需要拾取不同数量或颜色的指定物品。当练习者将指定物品全部拾取后，再让练习者将物体放回到它们之前摆放的位置。重复该练习动作 3-5 次。见图 4-11。

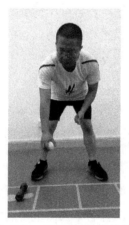

图 4-11 正面拾取物体姿势

3. 侧面拾取物品练习

在第一位练习者的右侧放置一个罐子（或瓶子），要求练习者向右边慢慢倾斜身体，然后用右手拿起地面上的罐子（或瓶子），重复直到最后一个练习者。最后一位练习者将右手的罐子（或瓶子）交换至左手，然后身体缓慢向左侧倾斜，再将罐子（或瓶子）完好地放置于左侧的地面上。每位练习者重复该动作，即拾取自己右侧的罐子（或瓶子），然后放置到自己的左侧；直至罐子（或瓶子）回到第一位练习者的右侧，为小组完成一次练习。

二、耐力的提升

在美国，心血管疾病仍然是导致死亡的首要原因，因此保持心脏健康是训练计划的一个重要目标。规律的耐力训练（Endurance Exercise Training，EET）还可以降低由于不良的生活方式所引起的疾病风险，如 II 型糖尿病和某些癌症。规律的耐力训练都被推荐于改善这类及其他一些常见的健康问题。坚持有氧锻炼也有助于增加家庭日常生活及自我照顾的能力，这些能力的下降会导致丧失独立生活能力或增加对他人照顾的依赖。

（一）耐力训练的内涵

ACSM（美国运动医学学会）已经证实运动有助于心肺耐力的改善，这种运动由大肌群参与，是连续、有节奏性的训练。耐力训练通常是为了促进心血管的健康。此外，根据所选的运动类型和强度，它也能增强肌肉力量并改善老年人的平衡能力与灵活性。

（二）耐力训练的方法

频率：对于中等强度的运动，每次至少持续 10 分钟，每天累计至少 30 分钟或最多 60 分钟（效果更佳），每周累计 150-300 分钟；或每天至少进行 20-30 分钟的更高强度的运动，每周累计运动 75-150 分钟，相当于中等和高强度运动的混合。

强度：依据 1-10 级主观疲劳量表 RPE ，5-6 级为中等强度，7-8 级为高强度。

时间（持续时间）：中等强度的运动，每次至少持续 10 分钟，每天累计至少 30 分钟；或高强度的运动每天连续进行至少 20 分钟。

类型：保持正确的运动模式避免关节遭受过度压力。步行是最常见的耐力训练，水中练习和健身单车或踏步机更适合于关节承重受限的人群。

老年人通常可完成的耐力性运动包括步行、单车骑行。对于负重活动不耐受的老人来说骑单车是个理想选择。步行与骑行几乎不需要培训且装备要求不高，许多社区都提供了安全可用的室内及室外场地供人们散步和骑行单车。相比那些技能类的运动，这类训练的强度更容易控制，尤其是对于初级练习者。不管锻炼者水平如何，保持合适的运动强度是耐力训练计划安全性和有效性的保证。在训练初期尤为重要，锻炼者有氧能力的提高和对自己运动能力极限的掌握，保证耐力训练的安全和有效。水中练习非常适合身体灵活性存在问题的人群，水的浮力可减轻身体重量，消除运动中跌倒的风险。水温热度能舒缓及减少许多由于运动造成的身体不适感。有证据表明，水中练习可以提高有氧能力，增强下肢肌肉力量并改善膝或髋关节骨性关节炎练习者的关节活动度。慢舞是一种有趣且快乐的耐力训练，近期的研究显示健康老年人通过跳舞可改善耐力、下肢肌肉功能、柔韧性、平衡能力、步态及灵敏性。

三、肌肉力量的提升

力量和爆发力，特别是下肢力量，在 40 岁后开始下降，65 岁后则下降得更多，个体可通过定期抗阻训练来延缓这种退行性改变。肌肉能力的部分丧失是不可避免的，就像顶级运动员无论怎样保持高强度抗阻训练都无法维持巅峰水准。而对于多数由于受伤、疾病或久坐不动的生活方式以及与年龄有关的肌肉功能下降，抗阻训练是帮助老年人恢复肌肉量与肌肉力量非常有效的途径，尤其对于年老体弱或那些之前久坐不动的人群。研究显示抗阻训练可适度改善老年人群的步行速度、坐位到站立的时间及长时间行走的能力。爆发力训练则有助于改善日常生活的活动能力。

（一）抗阻训练的内涵

抗阻训练（Resistance Exercise Training, RET）指训练过程中使肌肉对抗阻力来保持位置、移动物体或控制物体快速复位。抗阻训练是发展成年人肌肉力量、肌耐力和肌肉爆发力最有效的方法。上述三种肌肉能力对于身体最佳功能表现和参与许多休闲活动而言都至关重要。抗阻随着年龄增长而产生的退行性变化，包括肌肉能力，因而抗阻训练是老年人群训练计划的重要部分。为保持身体的灵活性与功能，建议抗阻训练包括渐进性力量训练和负重体操。

（二）抗阻训练的方法

频率：每一组肌群（胸部、肩部、腹部、背部、臀部、腿和手臂），每周至少 2 次，两次训练间至少间隔 48 小时。一次有效的抗阻训练后，肌肉需要一天的恢复期，因此建议抗阻训练每周可安排 2-3 次且隔日进行。如果选择每天训练，应将训练的身体部位合理分配，让训练的肌群有一天的恢复时间（如一三五练腿部，二四练上身）。

强度：在 0-10 级的 RPE 量表中，选择中等强度（5-6 级）到剧烈强度（7-8 级）之间。正确的阻力负荷可能需要一些时间才能确定，锻炼者应学会通过 RPE 量表进行适当的调整。目标是在此强度每组连续完成 8-12 次重复次数。

类型：渐进式重量训练或负重健身操（主要肌群 8-10 个动作）包括爬楼梯和其他力量训练。

运动总量：训练总量可通过增加负荷（目标 2-3 组，加大负荷在 7-8 级 RPE 强度仍能完成 8-12 次），或增加额外练习（仍需保证训练后一天的恢复期）。

（三）抗阻训练分类

肌肉对抗阻力收缩是有效抗阻训练的基础，阻力可以是提升重物、拉弹力带、移动身体等多种方式，这就便于个人根据自身喜好、体能水平和预算来选择合适的抗阻训练种类。

一些健身器材可提供所有类型的抗阻训练，但大多数情况下，只会用到其中一两个。一个有效和全面的训练计划应涵盖大肌肉群（胸、肩、腹、背、臀、腿和手臂）并包含基于个体需求的训练内容。

（四）启动或恢复抗阻训练计划

个人目标、运动经历、现有体能水平是抗阻训练计划的重要考量因素，包括训练类型、练习方式及数量。无论个人起点的高低，所有类型的训练原则是一致的。初始阶段应该专注于学习和掌握安全的训练技术（身体变化的练习方法阶段），此阶段的阻力负荷应保持较低，训练容易完成，且受伤或训练后肌肉酸痛的风险可控。

ACSM 指南建议 8-10 种的多关节或复合练习，针对两个及以上的肌肉或关节。新手可以通过正确的图示或视频模仿、镜子前练习、咨询专业健身人士等途径来进行训练，从最小阻力开始，完成次数4-6 次，随着信心与正确完成动作能力的增强逐步增加负荷。本章末尾有很好的抗阻训练相关资源。

（五）抗阻训练计划的进阶

当掌握训练类型与动作技能后，就应将运动量逐步增加到ACSM 指南建议的 8-12 次练习，完成 2-4 组，强度达到中等（5-6 级）或高强度（7-8 级）。其间允许一个过渡期，过渡期可以用一个自感舒适的重量先完成 1 组 10-15 次练习，再完成 1 组中等或高强度练习，然后逐渐增加组数，组间间歇可设置为 3 分钟，重复或循环训练（如上下肢练习交替）均可，循环练习可使训练的肌群获得休息。每周每个肌群应训练 2-3 次以获得最佳训练效果。如果以建议的强度进行抗阻训练，那么肌群至少需要一天的休息时间，这是抗阻训练应该遵循的原则。

当动作技术与力量发展到一定程度，就可以加快提举重物或拉伸弹力带／管的动作速度来发展爆发力。对于改善像坐姿起立这类身体功能，练习动作时间极短或小于 1 秒的小负荷快速抗阻训练比大负荷慢速练习更为有效。以小、中甚至大负荷（若适宜）的快速训练来增加肌肉收缩速度对于改善老年人日常生活能力与预防跌倒密切相关。在练习中，重物下落、弹力带（管）由拉长还原的过程中需要肌肉退让性工作进行控制而不是直接放下或松手让弹力带

（管）自行弹回，这种退让性工作保持在 2-4 秒可提高肌肉的整体训练效果及降低关节受伤风险。

当一组训练后主观疲劳量表（RPE）低于 5-8 级时就需要增大负荷，这可能意味着该强度下有可能完成更多组练习，负荷的增加很容易通过自由重量和（或）组合力量器械来完成。当力量训练效果达到目标后不需要加大负荷，维持或改进训练计划即可。ACSM 指南建议每周以原有强度训练一天来保持已获得的肌肉力量、耐力、爆发力，锻炼者可通过所能完成的负荷大小或更简单地以是否能轻松应对日常体力活动来判断训练量是否足够。各个肌群的训练效果不会完全一致，因此需要适时地调整训练计划。停训会导致肌肉力量、耐力、爆发力的逐步消退，因此长期保持抗阻训练非常重要。长时间停训后重新恢复抗阻训练应从小负荷开始，以变化的练习方法调整肌肉功能的退化状况。

第五章
老年人体质健康提升的运动指导

为了确保参与者的安全，确保参与者能够正确地进行练习，请参与者按照练习方法进行操作；对于执行锻炼有困难或身体能力提高较快的老年人，本章节提供了一些变化的练习方法进行调整，以使得每个参与的人都能够达到自身的目的。

一、热身活动和整理活动

练习者在正式锻炼之前，要确保做好充足的热身活动，而不是光想着做锻炼；在正式锻炼之前进行热身活动，能够增加练习者的血液循环和提高其心率，使练习者的身体在正式锻炼前做好充足的准备活动；下列是所有的热身动作，您也可以将下列的动作作为运动后的整理活动部分；练习者在做热身活动和整理活动时，应该缓慢进行，以确保练习的安全性和使肌肉得到最好的拉伸（快速进行热身活动或整理活动并不会使肌肉得到最好的拉伸，所以应该缓慢进行）；鼓励练习者尽可能地拉伸自己的肌肉群；在拉伸肌肉群的时候，不应该感到疼痛或只有轻微的疼痛感，教练在课堂上教学时，应该环视课堂上的学员，以确保大家都正确并有效地在拉伸肌肉。

（一）绕肩运动

1. 锻炼目的

• 改善肩部和腰背部的运动范围。

• 热身以防止运动时受伤。

2. 锻炼的肌肉

• 肩膀（三角肌）

• 上背（斜方肌）

3. 练习方法

• 练习者慢慢地由后往前绕肩五次；然后转换方向，由前往后绕肩五次。见图 5-1.

4. 变化的练习方法

• 只活动左肩或右肩，另一侧肩膀保持不动。

5. 提升练习

• 握住手臂上的重物，手臂向下延伸到地板上。

6. 有趣的想象

• 想象自己正在划船；向前向后挥动船桨。

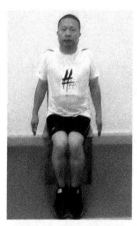

图 5-1 绕肩运动

（二）颈部运动

1. 锻炼目的

·拉伸有助于增加颈部的灵活性。

·锻炼颈部由一侧转向另一侧然后再向下，能够增加颈部的活动范围。

2. 锻炼的肌肉

·颈部（胸锁乳突肌）

3. 练习方法

·慢慢地将头转向右肩；保持不动；然后返回中心位置。慢慢地将下巴向下触碰胸部；保持不动。再慢慢地将头转向左肩；保持不动。重复练习上述动作三次。见图 5-2。

4. 变化的练习方式

·将头转向轻度疼痛点；保持 10 秒。

5. 有趣的想象

·想象一下有一个人在你的身后，你将头部向左转，但没看到人，然后再向右转看看。

·假装你正在倒车，你需要看看车后是否有狗在路上走。

6. 注意事项

·切勿将头部朝后方伸展；这不但不能拉伸任何到肌肉，而且可能导致骨质疏松或脖子疼痛练习者的病情加重。

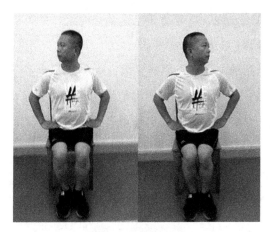

图 5-2　颈部运动

（三）手臂伸展练习

1. 锻炼目的

·增加手臂，肩部和背部的活动范围。

·热身以防止运动时受伤。

·练习伸展肩膀和手臂的肌肉，有助于练习者从床上或椅子上轻松地站起来。

2. 锻炼的肌肉

·肩部（三角肌）

·上背部（斜方肌）

·下背部（背阔肌、垂直肌肉）

3. 练习方法

·练习者坐在椅子上，将右手掌向上推向天花板；将左手掌向下按向地板；保持几秒钟；然后再将双臂交叉于胸前；交换手臂，即将左手掌向上推向天花板；将右手掌向下按向地板，保持几秒钟，完成上述动作为一组，重复练习上述动作三组。见图5-3。

4. 变化的练习方式

·尽可能高地向天花板举起手臂；如果练习者由于中风或手术而运动范围有限，应该鼓励他尽可能地抬高手臂；每天让练习者尽可能多抬高一些；同样的原则也适用于手臂向下推向地面的练习。

5. 有趣的想象

·向上抬高就像摘星星。

·向下推向地面时，防止关节头脱出关节。

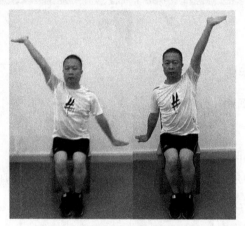

图5-3 左右手臂伸展运动

（四）手臂推压

1. 锻炼目的

·增加手臂、肩膀和背部的运动范围。

·热身以防止锻炼时受伤。

2. 锻炼的肌肉

·肩膀（三角肌）

· 上背（斜方肌）

· 下背部（背阔肌，垂直肌肉）

3. 练习方法

· 练习者坐在椅子上，将双臂向上伸直推向天花板；保持几秒钟；然后手臂慢慢收回到身体两侧，保持几秒钟；再将双臂向下伸直推向地面；保持几秒钟；重复练习上述动作三次；见图5-4。

4. 变化的练习方式

· 如果练习者由于患有脑卒中或手术而导致手臂的运动范围有限，应鼓励他尽可能地将手臂向上或向下推；每天让练习者尽可能多地向上或向下推一些。见图5-4。

5. 有趣的想象

· 向上推顶住天花板；就像推挤房间的墙壁一样，一直推压使墙壁向外扩大。

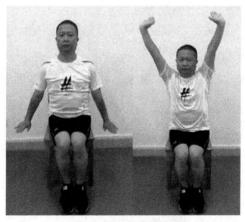

图5-4　手臂推压运动

（五）手臂绕环运动

1. 锻炼目的

· 改善肩部和上背部的运动范围。

· 热身以防止锻炼时受伤。

· 增加练习者上臂的运动范围，使其能够轻松地拿到货架上的物品。

2. 锻炼的肌肉

· 肩部（三角肌）

3. 练习方法

· 练习者向斜上 45 度方向伸出右臂，肩部保持不动，手臂由前往后画圈，圆圈直径由小逐渐变大，直至圆圈直径不能增加时停止不动，然后再由后往前画圈做环转运动；练习完右臂交换左臂，左臂与右臂练习动作一致。见图 5-5。

对于需要进一步提高的练习者

· 手上持一到两磅的重量；以便增加运动负荷。

4. 有趣的想象

· 以顺时针或逆时针方向旋转，在不同时间点停止。

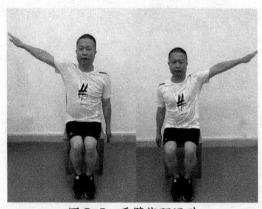

图 5-5　手臂绕环运动

（六）背部推压

1. 锻炼目的

· 改善肩部和上背部的运动范围。

· 热身以防止锻炼时受伤。

· 肩背部推压练习，是为了让练习者拥有正确的身体姿势。

2. 锻炼的肌肉

· 上背部（斜方肌）

· 下背部（背阔肌背部）

3. 练习方法

· 将肘部拉向身后；同时使肩胛骨发生挤压；重复练习上述动作 3-5 次。见图 5-6。

4. 变化的练习方法

· 安装心脏起搏器或刚进行过心脏手术的练习者，在接受医生检查之前不应该进行此项运动。

5. 有趣的想象

· 想象将肩膀向后夹紧，尝试崩开衬衫上的纽扣。

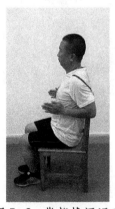

图 5-6 背部推压运动

（七）拥抱练习

1. 锻炼目的

· 改善上背部运动范围。

· 热身以防止锻炼时受伤。

2. 锻炼的肌肉

· 下背部（背阔肌背部）

· 肩膀（三角肌）

3. 练习方法

· 在身体前方交叉双臂并拥抱自己，然后交换手臂顺序再次进行拥抱练习；重复练习上述动作 3-5 次。见图 5-7。

4. 有趣的想象

· 给自己一个拥抱和拍拍自己的背部。

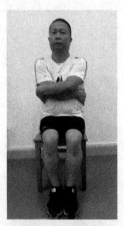

图 5-7　拥抱姿势

（八）手腕的环转锻炼

1. 锻炼目的

·在手腕和手指上增加运动范围，以帮助执行更好的运动，例如打开瓶盖和衬衫纽扣。

2. 锻炼的肌肉

·手腕肌肉

3. 练习方法

·练习者伸出手指，将手指尽可能地分开与放松；然后将手腕向外侧旋转 10 次，交换旋转方向，手腕再向内旋转 10 次；重复练习上述动作 5 次。见图 5-8。

4. 有趣的想象

·假装您正在指挥一个管弦乐队。

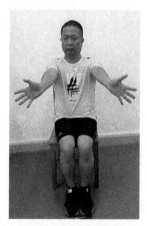

图 5-8 手腕的环转练习

（九）触碰手指练习

1. 锻炼目的

·增加手指的运动范围，以有助于练习者更好地从事相关活动，如打开瓶子和衬衫纽扣。

·减少手指关节炎发生。

2. 锻炼的肌肉

·手指和手掌的肌肉

3. 练习方法

·练习者慢慢地用双手的大拇指去触摸每只手指；触摸顺序是食指、中指、无名指和尾指；然后按相反的顺序进行触摸，即尾指、无名指、中指和食指；重复练习上述动作 10 次。见图 5-9。

4. 有趣的想象

·假装您正在弹钢琴。

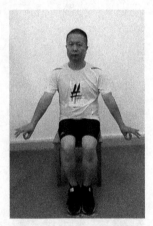

图 5-9 触碰手指的练习

（十）拉伸股四头肌练习

1. 锻炼目的

·热身以避免锻炼时受伤。

·拉伸以增加柔韧性，防止步行和上楼梯受伤。

2. 锻炼的肌肉

•大腿（四头肌）

3. 练习方法

•练习者用左手握住椅子，用右手抓住右脚踝；慢慢地将脚跟拉向臀部；右膝应尽量贴近左膝；持续 10 秒；放松，恢复到初始位置；重复练习上述动作，拉伸右腿 2-3 次后，再拉伸左腿。见图 5-10。

4. 有趣的想象

•假装你是一只单脚站立的粉红色火烈鸟。

5. 注意事项

•确保腿部伸展时膝盖接近另一只膝盖。

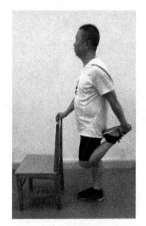

图 5-10　拉伸股四头肌姿势

（十一）拉伸小腿肌群练习

1. 锻炼目的

•热身以防止锻炼时受伤。

•拉伸以增加柔韧性，防止步行和上楼梯受伤。

2. 锻炼的肌肉

·小腿肌群（腓肠肌）

3. 练习方法

·练习者左手握住椅子的后部，慢慢地将右腿向后延伸；直至脚后跟完全离开地面，保持该动作 10 秒钟；右脚恢复到最初位置，然后拉伸左脚，与右脚拉伸动作一致，左右脚完成一次为一组练习，重复练习上述动作 3 组。见图 5-11。

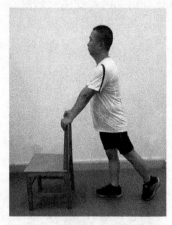

图 5-11　拉伸小腿肌群姿势

（十二）深呼吸

1. 锻炼目的

·吸入大量空气以扩张肋骨空间，使肺部获得更多的空气。

2. 锻炼的肌肉

·隔肌

3. 练习方法

·练习者慢慢地通过鼻子深吸一口气；然后通过嘴慢慢地进行呼气；完成一次吸气和呼气为一组练习，重复练习上述动作 3-5 组。见图 5-12。

4. 注意事项

· 呼吸保持缓慢，快速呼吸可能会引起眩晕。

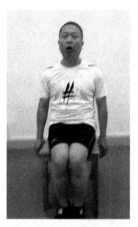

图 5-12　深呼吸动作

二、上身锻炼

老年人通过练习下列动作可以增强其上半身的力量，您可以在下列练习动作中增加一些辅助工具，例如小球、大球或哑铃，以提高练习的难度。当您在进行上半身的锻炼时，可以站在一面镜子前，以便观察自己的动作；如果教练是面对面进行动作教学，教练最好与练习者做同一侧的动作，即进行镜面教学。教练在进行动作教学时，应该记住您班级学员的练习次数。

（一）推压手臂

1. 锻炼目的

· 加强肩膀和手臂的肌肉，有助于练习者从椅子上或床上站起来。

2. 锻炼肌肉

· 胸（胸肌）

· 肩膀（三角肌）

· 前臂（二头肌）

3. 练习方法

· 练习者坐在椅子边缘，双臂慢慢地向下按压椅子边缘，练习者的上半身慢慢地离开椅子，从而站立起来；保持站立姿势 3 秒钟，放松，然后抓住椅子下面，慢慢地坐回到椅子上；保持坐立姿势 3 秒钟，每完成一次站立和坐立姿势为一组练习，重复练习上述动作 5 组。见图 5-13。

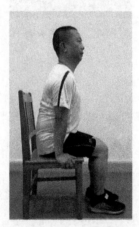

图 5-13　推压手臂姿势

（二）升降椅

1. 锻炼目的

· 加强肩膀和手臂的肌肉，有助于练习者离开椅子或床。

2. 锻炼肌肉

·胸（胸肌）

·肩膀（三角肌）

·前臂（二头肌）

3. 练习方法

·练习者用手握着椅子旁边的把手上，慢慢地向下发力推，直至手臂伸直，练习者的臀部离开椅子，保持站立姿势三秒；然后慢慢地向下坐到椅子上，每完成一次站立和坐立姿势为一组练习，重复练习上述动作 5 组。见图 5-14。

4. 变化的练习方法

·如果椅子没有扶手，则执行 10 个墙壁俯卧撑。

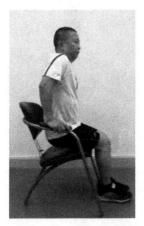

图 5-14 升降椅姿势

（三）捏小球

1. 锻炼目的

·增强手腕和前臂肌肉，提高抓握力。

2. 锻炼肌肉

· 手腕

· 前臂

3. 练习方法

· 练习者双手各握住一个小球，慢慢挤压小球，然后放松手指。练习挤压球 20 次。

4. 变化的练习方法

· 患有类风湿关节炎的练习者不应该做该动作。见图 5-15。

5. 有趣的想象

· 想象在挤压球时，你就像正在挤柠檬一样。

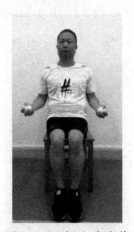

图 5-15　捏小球姿势

（四）侧面挤压

1. 锻炼目的

· 加强胸部和肩部肌肉，有助于练习者从事开车、打扫院落和做家务等活动。

2. 锻炼肌肉

· 胸（胸肌）

· 肩膀（三角肌）

3. 练习方法

· 练习者双手抱球在胸前，双手手掌接触球的侧面，双手相互发力，挤压胸肌，保持挤压动作三秒；然后放松，重复上述动作。见图 5-16。

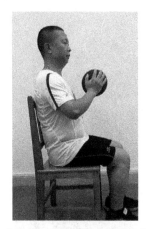

图 5-16 侧面挤压的姿势

（五）滚动和挤压

1. 锻炼目的

· 加强胸部肌肉有助于抬起和携带物品。

· 改善手部协调。

2. 锻炼肌肉

· 胸（胸肌）

· 肩膀（三角肌）

· 前臂（二头肌）

3. 练习方法

• 练习者双手抱球在胸前，双手手掌接触球的侧面，手指发力将球滚动 8 次。停止滚动后，双手相互发力，挤压胸肌，保持挤压动作 3 秒；然后放松，重复练习上述动作。见图 5-17。

4. 有趣的想象

• 想象我们正在做面包，滚球动作就好像正在滚一个面团，挤压面团后再次进行滚动。

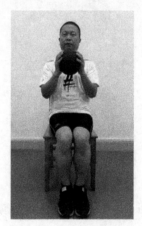

图 5-17　滚动和挤压姿势

（六）上下压球

1. 锻炼目的

• 加强胸部、手臂和背部肌肉，以有助于练习者从事搬物、做饭或浇花等活动。

2. 锻炼肌肉

• 胸（胸肌）

• 上背部（斜方肌）

3. 练习方法

·练习者将右手放在球的上方，左手放在球的下方；双手同时上下发力挤压球面，保持挤压动作；然后放松手掌，重复练习上述动作8次，然后左右手交换位置，即左手在上，右手在下。见图5-18。

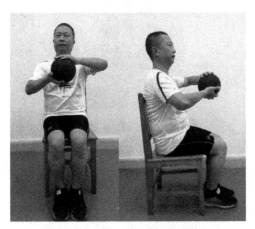

图5-18　上下压球姿势

（七）挤压肩膀

1. 锻炼目的

·加强肩膀和手臂肌肉，帮助练习者的自我照顾活动和轮椅行动。

2. 锻炼肌肉

·肩膀（三角肌）

·前臂（二头肌）

3. 练习方法

·练习者双手各握一颗球，将球置于肩部前方；慢慢地将球按压肩膀前部，然后放松，重复练习上述动作。见图5-19。

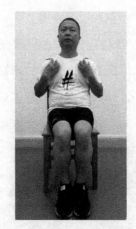

图 5-19 挤压肩膀运动

（八）按摩肩部

1. 锻炼目的

· 加强肩膀和背部肌肉，有助于练习者离开床和椅子。

2. 锻炼肌肉

· 肩膀（三角肌）

· 上背（斜方肌）

3. 练习方法

· 准备姿势，练习者双手放在膝盖上，手掌朝下，然后将右手放于肩上，掌心向外，慢慢地将右手伸向天花板，保持不动，然后慢慢地把手收回到肩上。重复练习右手，当右手练习到一定次数后，再开始练习左手。见图 5-20。

4. 变化的练习方法

· 由于脑卒中或手术导致运动范围有限的练习者应尽可能抬高手臂，但不要引起极度的疼痛。建议不要使用哑铃或轻量级哑铃。

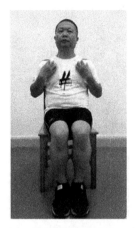

图 5-20 按摩肩部运动

（九）正面上举

1. 锻炼目的

· 增强肩部肌肉力量，以助于练习者从事梳洗和伸手等活动。

2. 锻炼肌肉

· 肩膀（三角肌）

· 胸部顶部（胸部）

3. 练习方法

· 练习者将手放在膝盖上，手掌朝下，慢慢地将右手直立在身体前方，直到肩膀达到水平位置，保持不动；然后手掌慢慢地恢复到最初位置；重复练习右手，当右手练习到一定次数后，再开始练习左手，不要把哑铃提升到肩膀上方。见图 5-21。

4. 变化的练习方法

· 由于脑卒中或手术导致运动范围有限的练习者应尽可能抬高手臂，但不要引起极度的疼痛。建议不要使用哑铃或轻量级哑铃。

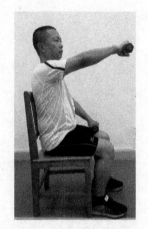

图 5-21　正面上举姿势

5.提升的练习方法

·使用哑铃或球来进行上述锻炼。见图 5-22。

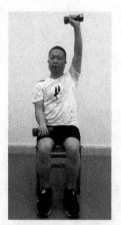

图 5-22　正面上举的提升练习姿势

（十）横向升降

1.锻炼目的

·加强肩部和上背部的肌肉力量，有助于练习者捡起物品和改善身体姿势。

·练习者能够把一个球轻松扔给一条狗。

2. 锻炼肌肉

·肩膀（三角肌）

·上背（斜方肌）

3. 练习方法

·开始时要求练习者双手握住哑铃，放在膝关节上；然后将手臂肘关节弯曲 90°，掌心向内，将手臂向上提起直至双臂平行于地面；然后再慢慢地将手臂降低到起始位置，重复练习上述动作，次数 5-10 次。见图 5-23。

4. 变化的练习方法

·如果使用球，在举起手臂前先进行挤压球练习。

·由于脑卒中或手术导致运动范围有限的练习者应尽可能抬高手臂，但不要引起极度的疼痛。建议不要使用哑铃或轻量级哑铃。

5. 有趣的想象

·像鸡拍打自己的翅膀一样。

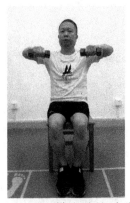

图 5-23 横向升降动作

（十一）直升机

1. 锻炼目的

· 增强练习者上背部的肌肉力量，有助于练习者提起重物和提裤子。

2. 锻炼肌肉

· 肩膀（三角肌）

· 上背（斜方肌）

3. 练习方法

· 练习者双手握住哑铃，放在大腿前面，掌心向内朝向大腿；尽量保持手在一起，接近身体，然后肘关节弯曲慢慢带动手向下巴方向靠近；坚持一会，再慢慢地回复到起始位置。根据自身能力，重复上述动作 5-10 次。见图 5-24。

4. 变化的练习方法

· 您可以使用球或轻哑铃。如果使用球，在举起手臂之前挤压球。

· 由于脑卒中或手术导致运动范围有限的练习者应尽可能抬高手臂，但不要引起极度的疼痛。建议不要使用哑铃或轻量级哑铃。

5. 有趣的想象

· 就像在倾斜的洗衣板上洗衣服一样。

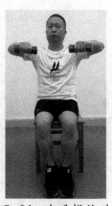

图 5-24　直升机的动作

（十二）单手划船

1. 锻炼目的

·加强背部肌肉，以改善身体姿势和提升平衡能力。

2. 锻炼肌肉

·背（背阔肌）

·上背（斜方肌）

·前臂（二头肌）

3. 练习方法

·练习者坐在椅子的边缘，上半身向前倾斜；将右臂向地面伸直，掌心向内；慢慢地将手向腋窝移动，保持手靠近身体；慢慢地再将手放回起始位置；重复以上动作 5-10 次，然后左手重复以上动作 5-10 次。见图 5-25。

4. 变化的练习方法

·您可以使用球或轻哑铃。如果使用球，在举起手臂之前进行挤压球练习。

·由于脑卒中或手术导致运动范围有限的练习者应尽可能抬高手臂，但不要引起极度的疼痛。建议不要使用哑铃或轻量级哑铃。

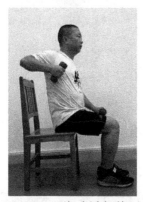

图 5-25 单手划船练习

（十三）卷曲肱二头肌

1. 锻炼目的

·增强练习者的肱二头肌，以便从事钓鱼、烹饪和打扫院子等工作。

2. 锻炼肌肉

·前臂（二头肌）

3. 练习方法

·练习者的双手置于大腿，掌心朝上，慢慢地将右手弯举至肩部，再恢复到初始位置；重复练习，直至右手练习一定次数后，再进行左手的练习。见图 5-26。

4. 变化的练习方法

·如果使用球，在举起手臂之前进行挤压球练习。

·由于脑卒中或手术导致运动范围有限的练习者应尽可能抬高手臂，但不要引起极度的疼痛。建议不要使用哑铃或轻量级哑铃。

5. 有趣的想象

·想象大力水手一样的练习：拿起菠菜罐。

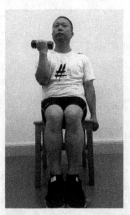

图 5-26　卷曲二头肌练习

（十四）雨刮器

1. 锻炼目的

· 增强手臂背部肌肉，有助于练习者离开椅子。

· 紧固腋下区域。

2. 锻炼肌肉

· 手臂背部（三头肌）

3. 练习方法

· 将右肘放在身体的一侧，同时将右手放在胸部的边缘；保持肘部静止，缓慢伸出手边使手臂形成一个直线。（手臂应平行于地板）慢慢地将手回到起始位置；重复练习，直至右手练习一定次数后，再进行左手的练习。见图5-27。

4. 变化的练习方法

· 如果使用球，在举起手臂之前进行挤压球练习。

· 由于脑卒中或手术导致运动范围有限的练习者应尽可能抬高手臂，但不要引起极度的疼痛。建议不要使用哑铃或轻量级哑铃。

5. 有趣的想象

· 想象你的手臂是汽车上的挡风玻璃刮水器。

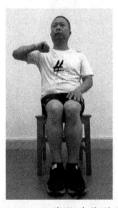

图5-27 雨刮器动作的练习

（十五）锻炼肱三头肌

1. 锻炼目的

·增强手臂背部肌肉，有助于练习者离开椅子。

·紧固腋下区域。

2. 锻炼肌肉

·手臂背部（三头肌）

3. 练习方法

·练习者用双手握住一个球或哑铃，向上抬高双臂，超过自己的头顶；然后慢慢地将双手放在头后，保持肘部指向天花板的动作；然后反向回到初始位置，重复练习上述动作。见图5-28。

4. 变化的练习方法

·将哑铃放在胸前。慢慢向大腿向下推。

·您可以使用哑铃或球进行这些练习。如果使用球，在降低手臂之前挤压球。

·由于脑卒中或手术导致运动范围有限的练习者应尽可能抬高手臂，但不要引起极度的疼痛。建议不要使用哑铃或轻量级哑铃。

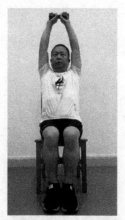

图5-28　肱三头肌的练习

三、腹部锻炼

强壮的腹肌对于保持良好的姿势和平衡以及进行许多日常活动很重要。在某些情况下，弱腹部肌肉与腰背痛有关。

（一）背向卷曲

1. 锻炼目的

· 加强腹肌，以改善姿势和身体平衡，减少背部肌肉的疼痛。

2. 锻炼肌肉

· 腹部

· 下背（竖直肌）

3. 练习方法

· 练习者坐在椅子的边缘，将双手固定于胸前，上半身慢慢地向后倾倒，但不要使背部碰到椅子，保持倾斜动作 3 秒，然后返回到起始位置，重复练习上述动作。见图 5-29。如果力量允许，练习者也可手持碰铃完成以上动作。

4. 有趣的想象

· 向后靠在椅子上，好像在监视你的邻居。

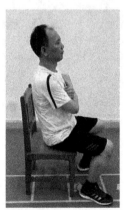

图 5-29 反向卷曲动作的练习

129

（二）腹部旋转

1. 锻炼目的

·加强身体两侧的肌肉以改善姿态和身体平衡。

2. 锻炼肌肉

·侧面（斜肌）

·腹肌

3. 练习方法

·练习者坐在椅子或支撑物边缘，双手放在锁骨位置，上半身保持不动，向右转动，保持最终姿势不动，然后再返回到中心位置，再向左转，重复练习上述动作。见图5-30。

4. 变化的练习方法

·使用哑铃或球进行练习。

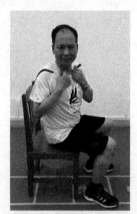

图5-30　腹部旋转练习

（三）侧弯

1. 锻炼目的

·拉伸身体的两侧肌肉以改善肌肉弹性。

·提高伸展能力并将物体从地板上取下。

2. 锻炼肌肉

·侧面（斜体）

3. 练习方法

·将手臂向下保持在旁边。慢慢地向右倾斜；持续 3 秒钟。慢慢地回到直立的立场；慢慢向左转侧，持续 3 秒钟。慢慢地回到直立的姿势，重复 3 秒。见图 5-31。

4. 变化的练习方法

·执行有或没有哑铃的情况。

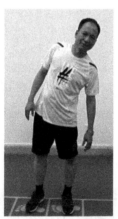

图 5-31　侧弯动作

四、坐位时下肢锻炼

以下练习可以增强练习者的下肢肌肉力量，身体素质的改善可以帮助老年人进行日常活动，例如步行、爬楼梯、坐在地板上陪孙子玩耍、运动（如打高尔夫球）等。增强老年人的腿部力量，有助于老年人提高平衡能力，降低摔倒的风险。可以通过辅助工具，增加踝关节的外力，以增加练习难度。为了让那些不能站立起来的老人也能锻炼到下半身的肌肉，通过练习下列动作，老年人坐在椅子上也能锻炼到下半身的肌肉力量。

（一）腿部挤压

1. 锻炼目的

·增强练习者腿部的肌肉力量，有助于练习者能够进行洗澡等活动。

·增强练习者的盆骨附近的肌肉力量，使其尿液能保持更长时间，从而减少意外的发生。

2. 锻炼肌肉

·骨盆肌肉

·臀部（臀肌）

·大腿（股四头肌）

3. 练习方法

·练习者坐在椅子上，双脚并拢，双脚脚趾同时抬离地面，将膝关节、大腿和臀部的肌肉都挤在一起，保持该动作三秒钟，然后放松肌肉，重复练习上述动作。见图5-32。

4. 变化的练习方法

·用球或者不用球练习。

5. 提升练习

·在腿部挤压时，把球放在两膝之间。

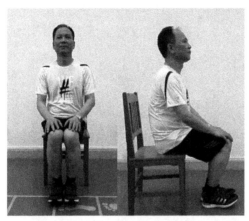

图 5-32 挤压大腿动作

（二）腿部拉伸

1. 锻炼目的

·加强大腿肌肉，以改善步行、步态速度和熟练地从椅子上站起。

·老年人可以爬楼梯以便把孙子带到床上。

2. 锻炼肌肉

·大腿（四头肌）

3. 练习方法

·直立地坐在椅子上，慢慢地伸出右脚，保持；慢慢地将脚放在地板上；交换地抬起左脚，重复上述动作。见图 5-33。

4. 提升练习

·借助辅助工具，增加踝关节的阻力。

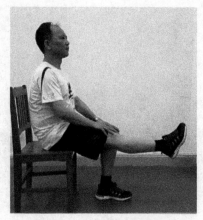

图 5-33　拉伸大腿动作

五、站立位和坐姿调整下的下肢锻炼

如果能够定期练习下列动作，可以增强老年人的下肢力量。老年人下肢力量的增强将能够改善其步态的灵活性和平衡能力，有助于老年人从事爬楼梯和从车里出来，从床上或椅子上站起来等活动。可以在每个练习动作上借助沙袋等辅助工具增加重量。

（一）画圈和点

1. 锻炼目的

·改善踝关节的力量和循环，从而可以有更好的反应时间来摆动或跳动。

·提高身体平衡。

2. 锻炼肌肉

·脚踝

·小腿（腓肠肌）

• 小腿肌（比目鱼肌）

3. 练习方法

• 伸出右脚，将脚踝向外圈；重复，向内盘旋脚踝。将脚趾指向天花板，然后朝向地板；用左脚重复画圈和点。见图 5-34。

4. 变化的练习方法

• 执行有或没有脚踝重量。

5. 提升练习

• 借助辅助工具，增加踝关节的阻力。

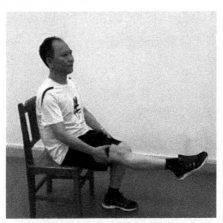

图 5-34 画圈和点的动作练习

（二）坐立或站立时锻炼脚踝和脚趾

1. 锻炼目的

• 增强练习者小腿和踝关节肌肉力量，以改善练习者移动和平衡能力，这将降低跌倒的风险。。

2. 锻炼肌肉

• 小腿（腓肠肌）

・小腿肌（比目鱼肌）

・脚踝

3. 练习方法

・练习者双手扶住椅背上方，双脚靠拢站立，保持好身体姿势；慢慢地抬起双脚脚尖，用双脚脚后跟支撑自己的身体，保持几秒钟；然后脚尖慢慢收回，脚面完全踩在地面上，保持几秒钟；重复练习上述动作。见图 5-35。

4. 变化的练习方法

・坐着时，抬起脚趾，保持。慢慢地回到脚后跟。重复上述动作。

・可以增加或不增加脚踝重量进行。

5. 提升练习

・借助辅助工具，增加踝关节的阻力。

6. 有趣的想象

・抬起脚趾像你正在看篱笆。像摇椅一样在脚跟上回滚。

7. 注意事项

・外周血管疾病练习者在进行此项运动时可能会出现腿部疼痛。一旦发生疼痛，让练习者立即停止，直到疼痛消退。

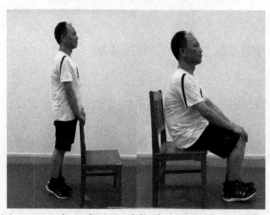

图 5-35　坐立或站立时锻炼脚踝和脚趾的动作

（三）站立或坐立时抬升膝盖

1. 锻炼目的

• 增强练习者大腿的肌肉力量，提高其大腿的活动度和平衡性。

• 使练习者能够走更远的路程和站立更长时间，有助于其外出购物或吃午饭。

2. 锻炼肌肉

• 大腿（股四头肌）

• 臀部（阔筋膜张肌）

3. 练习方法

• 练习者双脚分开站立，与肩同宽，保持好身体姿势，慢慢抬起右膝，保持，慢慢地再将脚放到地面上，重复练习上述动作；右膝的练习达到一定的次数后，再练习左膝。见图5-36。

4. 变化的练习方法

• 坐在床上或躺在床上时，抬起膝盖。保持。放平。重复进行。

• 可在脚踝上不增加重量或增加重量。

5. 提升练习

• 借助辅助工具，增加踝关节的阻力。

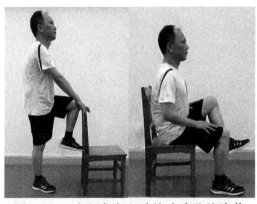

图5-36 站立或坐立时抬升膝盖的姿势

（四）站位或坐位时腿部摆动与交叉训练

1. 锻炼目的

·增强练习者臀部的肌肉力量，有助于提高其身体平衡能力和从椅子上站起。

·提高练习者的走路步伐，有助于减少意外发生。

2. 锻炼肌肉

·臀部（外展肌）

·大腿内侧（外展肌）

3. 练习方法

·练习者双脚分开站立，与肩同宽；保持背部直立，慢慢地将右腿向右侧摆动，远离自己身体（大约一英尺），保持一定的时间；再将右脚慢慢地在摆动至身体左侧，在身体前方与左脚交叉，然后返回到最初的位置，重复练习；当右膝的练习达到一定的次数后，再练习左膝。见图 5-37。

4. 变化的练习方法

·坐在床上或躺在床上时，将右腿伸出前方。慢慢地将腿摆向一边。保持。交叉膝盖。返回到起始位置。重复训练，使右膝重复足够次数后，再抬起左膝。

5. 提升练习

·借助辅助工具，增加踝关节的阻力。

6. 注意事项

·患有痴呆症的练习者很难穿过身体前方的腿部。因此，仅使用腿与本组进行此练习的一部分。

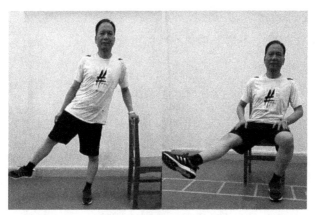

图 5-37 站立或坐立时腿部摆动与交叉训练姿势

（五）站立或坐立时大腿回摆

1. 锻炼目的

·增强练习者的大腿和背部肌肉力量，使练习者的膝关节能自由活动。

2. 锻炼肌肉

·大腿背部（腘绳肌）

3. 练习方法

·练习者双脚并拢，保持腿部直立；练习者慢慢地将右腿往后伸出，使脚面离开地板（约一英尺）。当您往后抬起腿部时，同时也会练习到臀部肌肉，保持，然后慢慢地降低腿部直到恢复到最初的站立姿势，重复练习；当右脚的练习达到一定的次数后，再练习左脚。见图 5-38（左）。

·如果练习者是坐在椅子上进行练习，练习者应该慢慢地往椅子下方卷曲腿部，保持，然后回到最初的坐立姿势。重复练习；当右脚的练习达到一定的次数后，再练习左脚。见图 5-38（右）。

4. 变化的练习方法

· 可在脚踝上不增加重量或增加重量。

5. 提升练习

· 借助辅助工具，增加踝关节的阻力。

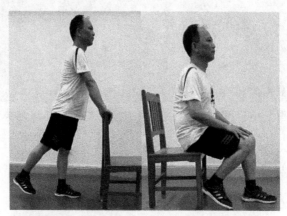

图 5-38　站立或坐立时大腿回摆的姿势

（六）站立或坐位时卷曲腿部

1. 锻炼目的

· 增强练习者的大腿和背部肌肉力量，使练习者的膝关节能自由活动。

2. 锻炼肌肉

· 大腿背部（腘绳肌）

3. 练习方法

· 练习者双脚并拢，保持腿部直立，保持良好的站立姿势；练习者慢慢地将右脚后跟向臀部方向抬起靠拢，直到小腿平行于地板，保持；然后慢慢地将右脚恢复到之前的站立位置；重复练习；当右脚的练习达到一定的次数后，再练习左脚。见图5-39（左）。

·如果练习者是坐在椅子上进行练习，练习者应该慢慢地往椅子下方卷曲腿部，保持；然后回到最初的坐立姿势；重复练习；当右脚的练习达到一定的次数后，再练习左脚。见图5-39（右）。

4. 变化的练习方法

·可在脚踝上不增加重量或增加重量。

5. 注意事项

·外周血管疾病练习者在进行此项运动时可能会出现腿部疼痛。如果发生疼痛，让他们停止，直到疼痛消退。

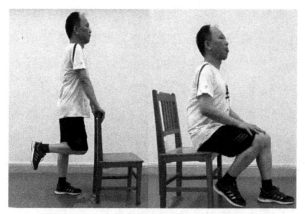

图 5-39 站立或坐立时卷曲腿部姿势

六、下肢力量练习

如果定期进行这些锻炼，可以提高老年人的身体力量。提高下肢力量有助于改善步态和移动能力，例如平衡、爬楼梯，以及转入和移出汽车、床或椅子的能力。可在脚踝上增加重量以增加每项运动的抵抗力。

（一）蹲站练习

1. 锻炼目的

·增强练习者腿部和臀部的肌肉力量，以及提高其平衡能力，有助于练习者从事走路和爬楼梯等身体活动。

2. 锻炼肌肉

·大腿（股四头肌）

·大腿背部（腘绳肌）

·臀部（臀大肌）

3. 练习方法

·练习者双脚分开站立，与肩同宽；双手叉腰，保持背部直立，双膝慢慢往下弯曲成蹲姿，直至膝盖与地面呈 45 度角（膝盖不能超过前脚趾，身体的重量应该都压在脚后跟上），然后慢慢地站立起来，恢复到之前的站立姿势。见图 5-40。

·如果练习者是坐立在椅子上，抬升脚趾，使其离开地面，练习者将上半身慢慢往前倾斜，增加脚后跟的承受重量，保持 3 秒钟左右，然后慢慢恢复到之前的坐立姿势，重复练习。见图 5-40。

4. 变化的练习方法

·可在脚踝上不增加重量或增加重量。

5. 注意事项

·外周血管疾病练习者在进行此项运动时可能会出现腿部疼痛。如果发生疼痛，让练习者立即停止，直到疼痛消退。

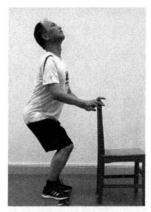

图 5-40 站立或坐立时下蹲练习

（二）从椅子上站立起来练习

1. 锻炼目的

·增强练习者的腿部和臀部肌肉力量，有助于练习者从事椅子站起或进出汽车等身体活动。

2. 锻炼肌肉

·大腿（股四头肌）

·大腿背部（腘绳肌）

·臀部（臀大肌）

3. 练习方法

·练习者将双脚平放在地板上。双臂交叉于胸前，以避免在练习时借助于手臂。慢慢倒数 3 秒坐立到椅子上，然后再从椅子上站立起来，回到站立姿势，坐下的速度快慢交替，重复练习该动作 5-8 次。见图 5-41。

4. 提升练习

·坐下时，请勿触碰座椅。

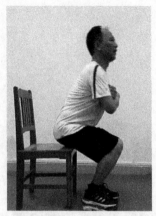

图 5-41　坐椅子练习

（三）高抬腿练习

1. 锻炼目的

·增加练习者下半身的灵活性，有利于练习者从事爬楼梯、进出浴缸和进出汽车等活动。

2. 锻炼肌肉

·大腿（股四头肌）

·大腿背部（腘绳肌）

·小腿（腓肠肌）

·臀部（臀大肌）

3. 练习方法

·练习者以高抬腿的方式抬起膝关节，抬起膝盖的速度快慢交替，练习该动作 1-2 分钟，休息，然后再重复练习。见图 5-42。

4. 有趣的想象

·播放行军音乐。

5. 注意事项

·外周血管疾病练习者在进行此项运动时可能会出现腿部疼痛。如果发生疼痛，让练习者立即停止，直到疼痛消退。

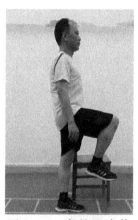

图 5-42　高抬腿姿势

（四）平台步

1. 锻炼目的

·增强练习者腿部和臀部的肌肉力量，有助于其摆脱轮椅，从事走路和爬楼梯等身体活动。

2. 锻炼肌肉

·大腿背部（腘绳肌）

·小腿（腓肠肌）

·臀部（臀大肌）

3. 练习方法

·练习者练习踏步时要保持好的身体姿势。在踏步提升阶段，练习者的身体稍微前倾，将整个足部完全平放在踏板的中心处，保持膝盖直立；在踏步下降阶段，站在地面上的支撑脚要保持稳定，保持膝盖直立。见图 5-43。

4. 提升练习

·增加平台的高度。

5. 注意事项

·外周血管疾病练习者在进行此项运动时可能会出现腿部疼痛。如果发生疼痛，让练习者立即停止，直到疼痛消退。

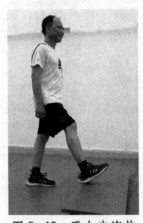

图 5-43　平台步姿势

七、坐位时脚部锻炼

锻炼脚踝和脚部可以增加运动活动范围，减少跌倒的可能性，增加老年人的血液循环。鼓励参加锻炼的老年人能够全天进行脚部练习。

（一）脚尖画圈和点练习

1. 练习方法

·伸出右脚，向外侧转动踝关节 10 次，重复锻炼，然后向侧转动踝关节 10 次；脚趾指向天花板，然后下压踝关节，脚趾朝向地面，每组做 5 次；左脚的练习方式与右脚一致，每组练习 5 次。

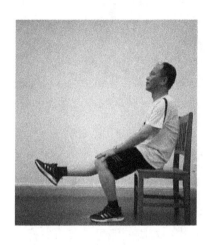

见图 5-44。

图 5-44 脚尖画圈和点的姿势

（二）脚趾和足根交换接触地面练习

1. 练习方法

·利用右脚和左脚的鞋底前部（即脚趾部位）接触地面，下一步，利用右脚和左脚的鞋底后部（即足跟部位）接触地面，每组练习点击 10 次；另一种较难的练习方式，同时利用右脚的鞋底前部（即脚趾部位）和左脚的鞋底后部（即足跟部位）接触地面，然后左右脚交换，即利用右脚的足跟部位和左脚的脚趾部位，每组练习重复10 次。见图 5-45。

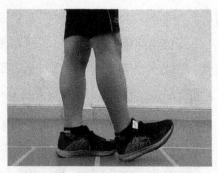

图 5-45　脚跟碰脚趾行走动作

（三）足底滚球练习

1. 练习方法

· 将右脚的足部放在一个康复球或者哑铃的上面；慢慢地向前和向后滚动足部 10 次；左脚的练习方式与右脚一致。见图 5-46。

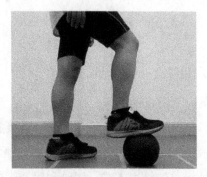

图 5-46　足底滚球动作

（四）脚趾卷曲练习

1. 练习方法

· 单独将右脚趾头向右脚足底方向卷曲，然后放松右脚趾，每组练习重复 10 次；单独将左脚趾头向左脚足底方向卷曲，然后放松左脚趾，每组练习重复 10 次；左右脚的脚趾同时向足底方向卷曲，每组练习重复 10 次；将右脚脚趾头依次向足底方向卷曲，每组练习重复 10 次，左脚的练习方式与右脚一致，每组练习重复 10 次。见图 5-47。

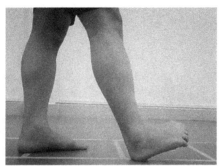

图 5-47　脚卷曲和摆动动作

（五）单脚支撑练习

1. 练习方法

·单独将右脚足底挤压地板，持续 3 秒钟，放松，然后重复上述动作，每组练习重复 10 次。见图 5-48。

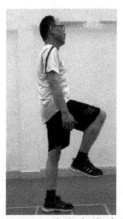

图 5-48　单脚支撑动作

附件
运动风险提示问卷

附表 1　运动禁忌症

请您根据自己的实际情况进行选择，如存在下列情况则请在□里打√；有下列任何一项情况出现的，暂时均不适宜运动，建议运动前征求医生的意见。

□合并各种急性感染　　　　□严重糖尿病肾病

□糖尿病足　　　　　　　　□严重的眼底病变

□新近发生的血栓　　　　　□有化脓性疾病

□急性心肌炎或心包炎　　　□有出血倾向的病人

□骨折或者损伤未愈者　　　□有明显酮血症或酮症酸中毒

□血糖未得到较好控制（血糖 >16.8mmol/L）

□伴有心功能不全、心绞痛、心律失常，并且活动后加重

□高血压病人血压严重升高（BP ≥ 180/110mmHg）

附表 2　身体状况安全问卷

为了您的安全，请仔细阅读并根据实际情况进行选择（在"有"或"没有"在□内打√），有下列任何一项选择"有"选项的，建议运动前征求医生的同意。

有　　没有

□　　□　医生是否有告诉过你患有心脏方面的疾病？

□　　□　当你进行体力活动时，是否有过胸闷、胸痛，心慌或气促的感觉？

□　　□　自上个月以来，你未参加体力活动时，是否有过胸闷、胸痛，心慌或气促的感觉？

□　　□　你是否经常有头痛或严重头晕的感觉？或者曾因为头晕跌倒，失去知觉？

□　　□　你是否有因体力活动加重的骨或关节的疼痛，或者活动受限制？

□　　□　医生是否有告诉过你血压过高？

□　　□　你是否有上面问题中没提到的其他不能进行体力活动的原因？若有，请写出原因：＿＿＿＿＿＿＿＿＿＿＿＿＿

□　　□　你最近一周有发热吗？

□　　□　你的亲属中有突发死亡的吗？若有，请写出你与亲属的关系：＿＿＿＿＿＿＿＿＿＿＿

□　　□　进行体育运动是否有不舒服？

附表 3　主观运动强度等级量表 (Rating of Perceived Exertion, RPE)

请根据自己的实际感觉，如实进行选择。

主观运动强度等级量表[1]

自我感觉	等级
非常轻松	6
	7
	8
很轻松	9
	10
尚轻松	11
	12
稍累	13
	14
累	15
	16
很累	17
	18
精疲力竭	19
	20

注：主观运动强度等级量表是测量人体在运动期间所感受到的对某一负荷强度的主观性疲劳程度，该量表被用来预测和调整运动强度，已经被大量实验证明是科学、简易、实用的方法。适用于不同年龄、不同性别的人群在运动中和体育活动中使用。RPE 表 6-20 的 15 个刻度点共有 9 个不同的运动感觉特征，这 9 个运动感觉特征都具有相应的分值，如果各点乘以 10 倍后，常与达到该点的心率大体上一致，6-20 的量度范围与心率 60-200 次 /min 的强度大

---

1. 高慧敏，包呼格吉乐图．主观强度感等级评定效果的量化分析 [J]．内蒙古师范大学学报（自然科学汉文版），2011,40(1):99-103.

体上一致。严格地说，RPE 的表现形式是心理的，但反映的却是生理机能的变化。RPE 相对于客观指标（如心率、血压、血乳酸等生理生化指标）来说，使运动者在运动过程中对运动强度的自我控制和操作更加方便，从而能较为客观地评定运动者在运动过程中来自运动情绪体验、情感变化、疲劳等各方面的心理负荷。

参考文献

[1] Ashford JW, Atwood CS, Blass JP, et al. What is aging? What is its role in Alzheimer's disease? What can we do about it? J Alzheimers Dis. 2005.7(3):247-53; discussion 255-62.

[2] Demongeot J. Biological boundaries and biological age. Acta Biotheor. 2009.57(4):397-418.

[3] Hayfick L. Theories of biological aging. Exp Gerontol. 1985;20(3 - 4):145-59.

[4] Bjorksten J. The crosslink age theory of aging: Clinical implications. Compr Ther. 1976;2(2):65-74.

[5] Christensen K, Frederiksen H, Vaupel JW, etc. al. Age trajectories of genetic variance in physicalfunctioning: A longitudinal study of < Danish twins aged 70 years and older. Behav Genet. 2003;33(2):125-36.

[6] 游涛, 等. 老年体质培养新启发. 北京：中国轻工业出版社, 1999.9:1

[7] 游涛, 等. 老年体质培养新启发. 北京：中国轻工业出版社, 1999.9:8.

[8] 游涛, 等. 老年体质培养新启发. 北京：中国轻工业出版社, 1999.9:8-10.

[9] 王涤. 老年人消费特征与银发市场开发. 市场与人口分析, 1999, 5（5）：24-25.

[10] 王涤 . 老年人消费特征与银发市场开发 . 市场与人口分析，1999，5（5）：9.

[11] 游涛，等 . 老年体质培养新启发 . 北京：中国轻工业出版社，1999.9:2-3.

[12] American College of Sports Medicine, Chodzko-Zajko WJ, Proctor DN, et al. American College of Sports Medicine position stand. Exercise and physical activity or older adults. Med Sci Sports Exerc. 2009;41(7):1510-30.

[13] World Health Organization, editor. Heidelberg Guidelines for Promoting Physical Activity among Older Persons. Geneva, Switzerland: World Health Organization; 1996.

[14] World Health Organization, editor. Heidelberg Guidelines for Promoting Physical Activity among Older Persons. Geneva, Switzerland: World Health Organization; 1996.

[15] World Health Organization, editor. Heidelberg Guidelines for Promoting Physical Activity among Older Persons. Geneva, Switzerland: World Health Organization; 1996.

[16] World Health Organization, editor. Heidelberg Guidelines for Promoting Physical Activity among Older Persons. Geneva, Switzerland: World Health Organization; 1996.

[17] 中华人民共和国宪法 . 北京 . 人民出版社，1992

[18] 国务院全民健身纲要

[19] 全国体育学院教材委员会审定：体育测量评价 . 体育学院通用教材 . 北京：人民体育出版，1995.6.1:295

[20] 陈明达、于道中 . 实用体质学 . 北京：北京医科大学和中国协和医科大学联合出版社，1993.21.1:1

[21] 陈明达、于道中. 实用体质学. 北京：北京医科大学和中国协和医科大学联合出版社，1993.21.1:6

[22] 易法建，等. 心理医生. 第二版. 重庆：重庆大学出版社，1998. 7

[23] 国家体育总局群体司、国家国民体质监测中心. 中国成年人体质监测工作手册. 1996

[24] 于道中. 中国体质研究工作发展概况（综述）. 体育科学. 1995.15（3）:43-46

[25] Lee, Henry JD, rollor JN, Sachdev PS. Genetic influences on cognitive functions in the elderly: A selective review of twin studies. Brain Res Rev. 2010; 64(1):1-13.

[26] 王影. 慢跑对老年人心、肺功能的影响 [J]. 心血管康复医学杂志,2005,14(2):104-105.

[27] 于宁，张翠，逄峰. 不同运动项目对老年女性跨越障碍物策略影响的研究 [J]. 山东体育科技,2013,35(1):105-110.

[28] 闫严.24 式太极拳运动对中老年人心肺功能的影响研究 [J]. 辽宁师范大学学报自然科学版,2013(1):124-127.

[29] 王鹏. 太极拳运动对老年女性亚健康状态的康复作用 [J]. 中国老年学,2012,32(6):1263-1264.

[30] 王洁. 太极柔力球运动对绝经后妇女骨密度和骨代谢指标的影响 [J]. 北京体育大学学报,2007,30(9):1226-1228.

[31] 韩传来，HanChung-1ai. 太极柔力球运动对老年人睡眠质量及情绪的影响 [J]. 福建体育科技,2008, 27(2):21-22.

[32] 姚远.6 个月太极柔力球练习对老年人静态平衡能力的影响 [J]. 中国运动医学杂志, 2008, 27(5):612-613.

[33] 李心天. 医学心理学 [M]. 北京：人民卫生出版社,1991:110-4.

[34] 艾布拉姆，陈灏珠．默克老年病手册[M]．人民卫生出版社，1996．

[35] 李兴民．老年行为医学[M]．北京：军事医学科学出版社，2002:49-54．

[36] 张伟．成都地区≥55岁人群抑郁障碍患病率调查[J]．中华老年医学杂志，2004;23(12):883-5．

[37] 关念红．老年心身疾病患者生活质量指数与生活满意度的相关性研究[J]．中国民政医学杂志，2001;13(5):162-4．

[38] 王晓玉．老年人心理应激时中枢神经递质变化及其对抑郁症预防的研究[J]．中国老年学杂志，2004;24(9):590-1．

[39] 周振和．老年人抑郁性障碍患者听觉诱发电位P300的临床观察[J]．中华老年医学杂志，2004;23(10):736-7．

[40] 郭云良主编．老年病学[M]．青岛：青岛科技出版社，2003:76-9．

[41] 王祖承．精神病学[M]．北京：人民卫生出版社，2002:290-301．

[42] 陆惠华．老年病临床特点与对策[J]．中国老年学杂志，2004;24(2):173-4．

[43] Netz Y, Wu MJ, Becker BJ, Tenenbaum G. Physical activity and psychological well-being in advanced age: A meta-analysis of intervention studies. Psychol Aging. 2005;20(2):272-84.

[44] Rejeski WJ, Mihalko SL. Physical activity and quality of life in older adults. J Gerontol A Biol Sci Med Sci. 2001;56 (Spec No 2):23-35.

[45] Wojtek J. Chodzko-Zajko. ACSM's Exercise for Older Adults. Wolters Kluwer Lippincott Williams & Wilkins, c2014:23.

[46] Pinquart M, Duberstein PR, Lyness JM. Effcts of

psychotherapy and other behavioral interventions on clinically depressed older adults: A meta-analysis. Aging Ment Health. 2007, 11(6):645 - 57.

[47] ZHU, W., V. G. WADLEY, V. J. HOWARD, B. HUTTO, S. N. BLAIR, and S. P. HOOKER. Objectively Measured Physical Activity and Cognitive Function in Older Adults. Med. Sci. Sports Exerc., 2017, 49(1):47-53.

[48] 中国国民体质监测系统课题组，国家体育总局科教司编：中国国民体质监测系统的研究．北京：北京体育大学出版社，2000.8：210

[49] 中国国民体质监测系统课题组，国家体育总局科教司编：中国国民体质监测系统的研究．北京：北京体育大学出版社，2000.8：211

[50] 全国体育学院教材委员会审定：运动医学．第六版．体育学院通用教材．北京：人民体育出版，1995.6:29

[51] 中国国民体质监测系统课题组，国家体育总局科教司编：中国国民体质监测系统的研究．北京：北京体育大学出版社，2000.8:212-214

[52] 刘纪清、李国兰．实用运动处方．黑龙江：黑龙江科学技术出版社，1993.3：214-216

[53] 全国体育学院教材委员会审定：运动医学．第六版．体育学院通用教材．北京：人民体育出版，1995.6:29-30

[54] 全国体育学院教材委员会审定：运动医学．第六版．体育学院通用教材．北京：人民体育出版，1995.6:29

[55] 中国国民体质监测系统课题组，国家体育总局科教司编：中国国民体质监测系统的研究．北京：北京体育大学出版社，2000.8:216-217

[56] 全国体育学院教材委员会审定：运动生理学．第五版．体育学院通用教材．北京：人民体育出版，1994.6：81

[57] 中国国民体质监测系统课题组，国家体育总局科教司编：中国国民体质监测系统的研究．北京：北京体育大学出版社，2000.8:219-220

[58] 全国体育学院教材委员会审定：体育测量评价．体育学院通用教材．北京：人民体育出版，1995.6.1:162

[59] 八大城市政府调研机构联合课题组，1990.7:220-221

[60] 全国体育学院教材委员会审定：运动医学．第六版．体育学院通用教材．北京：人民体育出版，1995.6:29

[61] 中国国民体质监测系统课题组，国家体育总局科教司编：中国国民体质监测系统的研究．北京：北京体育大学出版社，2000.8:224-226

[62] 中国国民体质监测系统课题组，国家体育总局科教司编：中国国民体质监测系统的研究．北京：北京体育大学出版社，2000.8:226-227

[63] 中国国民体质监测系统课题组，国家体育总局科教司编：中国国民体质监测系统的研究．北京：北京体育大学出版社，2000.8:221-224

[64] 中国国民体质监测系统课题组，国家体育总局科教司编：中国国民体质监测系统的研究．北京：北京体育大学出版社，2000.8:228

[65] 邓树勋，等．老年人体育健身指南．广州：华南理工大学出版社，1999.11:4-5

[66] 邓树勋，等．老年人体育健身指南．广州：华南理工大学出版社，1999.11:3-6

[67] 邓树勋，等．老年人体育健身指南．广州：华南理工大学出版社，1999.11:5-8

[68] Bamman MM, Hill VJ, Adams GR, et al. Gender differences

in resistance-training-induced myofiber hypertrophy among older adults. J Gerontol A Biol Sci Med Sci. 2003,58(2):108-16.

[69] Wojtek J. Chodzko-Zajko. ACSM's Exercise for Older Adults. Wolters Kluwer Lippincott Williams & Wilkins, c2014:19.

[70] Karavirta L, Tulppo MP, Laaksonen DE, et al. Heart rate dynamics after combined endurance and strength training in older men. Med Sci Sports Exerc. 2009;41(7):1436-43.

[71] 黄玉浓. 关于开展老年人自愿互助活动的一些思考. 人口研究. 1996. 4：54.

[72] 万克德. 中国老年人力资源开发利用程度分析. 人口学刊. 1998 . 2：31-34.

[73] 老年学会（家庭养老与社会化服务）课题组. 市场经济条件政的家庭养老与社会化服务. 人口研究.1996.7:48.

[74] 周君玉. 发展社区老年服务事业的社会意义. 南方人口. 1999. 3：34-35.

[75] 张红. 推迟退休年龄对我国未来人口抚养比的影响. 南方人口. 1999. 1：52-56.

[76] 陈小月. "健康老年化"社会评价指标的探索. 中国人口科学. 1998. 3：51-56.

[77] Nancy L. Naternicola. Fitness Steps to Success. Human Kinetics：2014：66.